JN127157

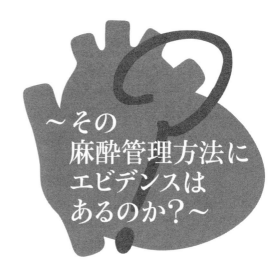

~その
麻酔管理方法に
エビデンスは
あるのか?~

心臓血管麻酔

Positive and Negative リスト**25**

山蔭道明 [監修]
札幌医科大学医学部
麻酔科学講座教授

平田直之 [編集]
吉川裕介
札幌医科大学医学部
麻酔科学講座

中外医学社

● 執筆者 (執筆順)

江木盛時　神戸大学大学院医学研究科外科系講座麻酔科学分野 准教授

藤井　祐　名古屋大学医学部附属病院麻酔科

辛島裕士　九州大学病院手術部 准教授

髙橋伸二　順天堂大学医学部附属浦安病院麻酔科ペインクリニック 教授

西原教晃　札幌医科大学医学部麻酔科学講座

石井久成　天理よろづ相談所病院麻酔科 部長

原　哲也　長崎大学大学院麻酔集中治療医学 教授

吉川裕介　札幌医科大学医学部麻酔科学講座

池﨑弘之　かわぐち心臓呼吸器病院集中治療室 副院長

汲田　翔　札幌医科大学医学部麻酔科学講座

上村　直　自治医科大学附属さいたま医療センター麻酔科・集中治療部

讃井將満　自治医科大学附属さいたま医療センター麻酔科・集中治療部 教授

末廣浩一　大阪市立大学大学院医学研究科麻酔科学講座 講師

伊藤明日香　関西医科大学麻酔科学講座 講師

小川　覚　京都府立医科大学疼痛・緩和医療学教室 講師

吉井龍吾　京都府立医科大学麻酔科学教室

吉谷健司　国立循環器病研究センター病院麻酔科 輸血管理部長

横塚　基　三井記念病院麻酔科 科長

和泉俊輔　琉球大学病院麻酔科

石田和慶　徳山中央病院麻酔科 主任部長

坂本安優　東邦大学医療センター大橋病院麻酔科

小竹良文　東邦大学医療センター大橋病院麻酔科 教授

平田直之　札幌医科大学医学部麻酔科学講座 講師

鈴木　聡　岡山大学病院集中治療部

小山　薫　埼玉医科大学総合医療センター麻酔科 教授

能見俊浩　かわぐち心臓呼吸器病院麻酔科 部長

清水　淳　榊原記念病院麻酔科 部長

安部和夫　東宝塚さとう病院麻酔科 部長

序

　心臓血管麻酔管理は，他の麻酔管理と比較して，多くの知識，技術，経験が要求される領域です．そして，施設や麻酔科医によって，麻酔管理方法にバリエーションが存在するのも心臓血管麻酔の特徴ではないかと考えます．実際，論文や学会発表で臨床研究や症例報告を拝見すると，麻酔導入時の使用薬剤や投与方法，術中の循環作動薬の選択，術中のモニタリング，術後抜管のタイミングなど，さまざまであることに気づきます．つまり，心臓血管麻酔管理方法は施設の状況や麻酔科医の裁量に任されているのが現状です．

　本書は「多様な心臓血管麻酔管理方法は，エビデンスとして確立しているのだろうか？　実は，科学的根拠が乏しい医療行為も中には存在するのではないだろうか？」という疑問に答えられる内容にできればと考えました．項目としては，実臨床で幅広く行われている心臓血管麻酔管理の中で，意見が分かれていると思われる項目を取り上げました．エビデンスがある程度確立しており，実際の臨床現場で有用であると考えられる項目を'Positive list'，エビデンスがない，あるいは不十分である項目を'Negative list'として掲載し，すぐに臨床に活用できる読みやすい内容にしたいと考えました．

　執筆者は，現場の第一線でご活躍されている心臓血管麻酔専門医や心臓血管麻酔関連で多くの業績を挙げられている先生方を選ばせていただきました．これから心臓血管麻酔を行う若手麻酔科医は，学術的背景を学ぶ場として，心臓血管麻酔管理方法にこだわりと自信をお持ちのベテラン麻酔科医には，'自分の常識は世間の常識ではない'可能性に気づけるような内容としたつもりです．

　明日からの心臓血管麻酔管理に役立ち，患者さんの周術期安全とQOLに少しでも貢献できれば，監修者として望外の喜びです．

　　　2020年8月

札幌医科大学医学部麻酔科学講座　教授

山　蔭　道　明

目　次

術中管理

術後管理

エキスパートオピニオン 私ならこうする心臓血管管理

コラム

循環作動薬

1 強心薬：ドパミン，ドブタミン，PDEⅢ阻害薬の使用の是非について

> **Positive list**

☑心臓手術後低心拍出量症候群の発生率は減少傾向であるものの，発生患者における死亡率は依然高く，適切な介入が望まれる．

☑心臓手術後低心拍出量症候群の危険因子としては，65歳以上，女性，糖尿病の合併，左室機能低下（EF<50%），人工心肺の使用，緊急手術，再手術，心不全の既往などが挙げられている．

☑低心拍出量状態に対するカテコラミンとして，β刺激薬，PDEⅢ阻害薬，および本邦では保険適用がないカルシウム感受性増強薬が挙げられる．

☑Grecoらは，低心拍出量状態に対する強心薬の選択が予後に与える影響に関し検討を行い，カルシウム感受性増強薬の使用は，EF<50%の低心機能患者を対象とした12 RCT（1,867患者）において，死亡率軽減効果が存在する可能性を示した．

> **Negative list**

☑本邦ではカルシウム感受性増強薬の使用はできない．

☑Grecoらの解析を研究の質が高い研究に限った場合には，カルシウム感受性増強薬使用の有効性は有意ではなかった．そのほかの薬剤にも明確な有効性は認められなかった．

☑現在のところ，エビデンス上において，強心薬としての最適な選択肢は不明である．

心臓手術後低心拍出量症候群

現在，心臓手術後の平均周術期死亡率は1%から2%であり，心臓手術の複雑性が増しているにもかかわらず，心臓手術後関連死亡率は大幅に低下している[1,2]．

しかし，主要な心血管合併症の発生率は依然として高いままである．心臓手術後合併症の中でも低心拍出量症候群（low cardiac output syndrome：LCOS）が最も一般的であり，かつ最も深刻な合併症である．LCOSの発生は，合併症発生率，短期および長期死亡率，さらにコストの増大に有意に関連することが知られている[3,4]．

LCOSは，心臓ポンプ機能の低下を特徴とし，酸素供給量の減少とそれに続く組織低酸素症を引き起こす．LCOSの最も一般的な定義には，心係数（cardiac index：CI）<2.2 L/min/m^2，収縮期血圧<90 mmHg，および組織灌流の低下の所見（四肢のチアノーゼ，意識障害，乏尿，乳酸値の上昇）などが存在することが挙げられる．LCOSを生じた患者の死亡率は20%と高く，急性腎傷害，神経学的合併症，呼吸器系合併症などの合併症発生率増加と関連する[5]．

LCOSの独立したリスク要因として，65歳以上，女性，糖尿病の合併，左室機能低下（ejection fraction：EF<50%），人工心肺の使用，緊急手術，再手術，心不全の既往などが挙げられる．

LCOSを改善するには，強心薬の投与あるいは大動脈内バルーンパンピング（intra aortic balloon pumping：IABP）の使用など，薬物的・機械的サポートが必要である．本稿では，使用可能な強心薬のうち，ドパミン，ドブタミン，PDEⅢ（リン酸ホスホジエステラーゼⅢ）阻害薬に関して概説する．表1に各薬剤の特徴を示した[6]．

ドパミン

ドパミンは用量依存的にドパミン作用，β刺激作用，α刺激作用を示すことが知られている．ドパミン受容体の感度や分布およびドパミン代謝の個体差が大きいため，体重あたりの投与量調整を行っても予想と異なる作用が生じる可能性がある[7,8]．

ドパミンの副作用には洞性頻脈がある．この陽性変力作用は投与初期に

表1 各薬剤の特徴

薬剤・投与量	作用する受容体				循環動態に与える影響					
	α_1	β_1	β_2	ドパミン	心拍数	動脈圧	肺動脈圧	体血管抵抗	肺血管抵抗	心拍出量
ドパミン					↑	↑	↑	↑	↑	↑
<3μg/kg/min	−	+	−	++						
3~10μg/kg/min	+	++	−	++						
>10μg/kg/min	++	++		++						
ドブタミン	−	++	++	−	↑	↑	→↓	→↓	→↓	↑
ミルリノン	−	−	−	−	→↑	→↓	↓	↓	↓	↑
オルプリノン	−	−	−	−	→↑	→↓	↓	↓	↓	↑

各薬剤のα受容体，β受容体，ドパミン受容体への作用，および循環動態への作用の概略を示す．（Overgaard CB, et al. Circulation. 2008; 118: 1047-56[6] より改変）

心拍出量を増加させるが，虚血性心疾患において病態を増悪させ，冬眠心筋（hibernating myocardium）状態を誘発し得る[7]．そのほかに懸念されるドパミンの作用は，換気応答や動脈血圧への反応に必須の働きを担う頸動脈化学受容体の阻害である．ドパミン投与は，換気抑制，酸素化悪化，無呼吸時間の延長，換気血流ミスマッチの増悪が報告されている[9]．

　集中治療患者において，ドパミンは腎不全を予防しないことが示されているが[10]，心臓手術患者では，腎機能悪化の可能性も示唆されている[11]．

ドブタミン

　ドブタミンの主な作用は，β刺激作用によって生じるとされており，α刺激作用による効果は弱い．ドブタミンは，心室収縮力を高め，血管抵抗をわずかに下げる[12]．この作用により，ドブタミンは，心筋酸素消費量を増加させるにもかかわらず，酸素供給量の増加と冠動脈の拡張により，心筋酸素需給バランスを悪化させないことが示唆されている[13]．

PDEⅢ阻害薬

　ミルリノン，オルプリノンなどPDEⅢ阻害薬は，PDEⅢを阻害することで，細胞内の cyclic AMP を増加させ，陽性変力作用，全身および肺の血管拡張作用を生じさせる．ミルリノン投与は，その血管拡張作用により，

心臓手術後の血管拡張性ショック（vasoplegic shock）発生に有意に関連し，ノルアドレナリンなどの血管収縮薬の投与を要する可能性がある．また，ミルリノン投与により心房細動発生率が増加することは報告されている[14]．

　心臓手術患者に対するミルリノン投与の効果を検討した過去のメタアナリシスでは，死亡率増加効果が示唆されていた[15, 16]．しかし，近年のメタ解析では，ミルリノンの死亡率に与える影響はその投与時期と対照薬によって異なり，対照薬がプラセボで，ミルリノンを人工心肺離脱後に投与開始した無作為化比較試験（RCT）では死亡率が低下傾向（オッズ比：0.19）であった[17]．

周術期におけるカテコラミンの選択: 近年の network meta 解析

　低心拍出量状態に対するカテコラミンとして評価されている薬剤として，β刺激薬，PDEⅢ阻害薬，および本邦では保険適用がないカルシウム感受性増強薬が挙げられる．Greco らは，これらの強心薬の選択が予後に与える影響に関し検討を行っている[18]．カルシウム感受性増強薬の使用は，EF＜50％の低心機能患者を対象とした 12 RCT（1,867 患者）におい

 麻酔科医の腕の見せ所

　心臓手術後の低心拍出量症候群（LCOS）に対して，どのような薬剤を選択し如何に使用するかは，患者予後改善の観点から極めて重要である．また，その使用に伴う，洞性頻脈，不整脈，血管拡張に伴う低血圧などの副作用も鑑みれば，その使用法は麻酔科医の腕の見せ所とも言える．本稿で示されたように，いずれの薬剤が有利というエビデンスはいまだ存在しない．したがって，患者病態と薬剤の薬理作用を鑑みた適切な使用が望まれる．

　筆者の留学先の ICU では，心臓術後患者の LCOS に対して PDEⅢ阻害薬が頻繁に使用されていた．頻脈になりにくいことがその理由であった．彼らはノルアドレナリンを併用することで，cyclic AMP 増加に伴う血管拡張作用をコントロールし，血圧維持を上手に行っていた．

て，死亡率軽減効果が存在する可能性（p＜0.001）があったが，質が高い研究に限った場合にはその有効性は有意ではなかった．そのほかの薬剤にも明確な有効性は認められなかった．

現在のところ，強心薬としての最適な選択肢は不明であり，本邦ではその薬理作用を鑑みて薬剤を選択して使用することになる．

コラム 所変われば品変わる

留学前はドパミンを使用していたが，留学先で学んだ方法を気に入ってPDEⅢ阻害薬をノルアドレナリンと併用してしばらく使用していた．所変われば品変わるもので，現在の施設では皆ドブタミンを使用しており，いつの間にか自身もドブタミンを使用するようになった．いずれの方法もその薬剤の特徴を捉え，使用に慣れていくことで，うまく使用できるものかもしれない．

ドパミンは，その薬理作用が投与量や代謝速度によって変わる可能性があるため，筆者は，現在の実臨床では使用していない．

■参考文献

1) Lomivorotov VV, Efremov SM, Pokushalov EA, et al. Randomized trial of fish oil infusion to prevent atrial fibrillation after cardiac surgery: data from an implantable continuous cardiac monitor. J Cardiothorac Vasc Anesth. 2014; 28: 1278-84.
2) Chen JC, Kaul P, Levy JH, et al. Myocardial infarction following coronary artery bypass graft surgery increases healthcare resource utilization. Crit Care Med. 2007; 35: 1296-301.
3) Maganti MD, Rao V, Borger MA, et al. Predictors of low cardiac output syndrome after isolated aortic valve surgery. Circulation. 2005; 112: I448-52.
4) Maganti M, Badiwala M, Sheikh A, et al. Predictors of low cardiac output syndrome after isolated mitral valve surgery. J Thorac Cardiovasc Surg. 2010; 140: 790-6.
5) Algarni KD, Maganti M, Yau TM. Predictors of low cardiac output syndrome after isolated coronary artery bypass surgery: trends over 20 years. Ann Thorac Surg. 2011; 92: 1678-84.

6) Overgaard CB, Dzavik V. Inotropes and vasopressors: review of physiology and clinical use in cardiovascular disease. Circulation. 2008; 118: 1047-56.

7) Bayram M, De Luca L, Massie MB, et al. Reassessment of dobutamine, dopamine, and milrinone in the management of acute heart failure syndromes. Am J Cardiol. 2005; 96: 47G-58G.

8) MacGregor DA, Smith TE, Prielipp RC, et al. Pharmacokinetics of dopamine in healthy male subjects. Anesthesiology. 2000; 92: 338-46.

9) van de Borne P, Oren R, Somers VK. Dopamine depresses minute ventilation in patients with heart failure. Circulation. 1998; 98: 126-31.

10) Nishida O, Ogura H, Egi M, et al. The Japanese Clinical Practice Guidelines for Management of Sepsis and Septic Shock 2016 (J-SSCG 2016). J Intensive Care. 2018; 6. Article number: 7.

11) Kellum JA, Decker JM. Use of dopamine in acute renal failure: a meta-analysis. Crit Care Med. 2001; 29: 1526-31.

12) Ruffolo RR Jr. The pharmacology of dobutamine. Am J Med Sci. 1987; 294: 244-8.

13) Barbato E, Bartunek J, Wyffels E, et al. Effects of intravenous dobutamine on coronary vasomotion in humans. J Am Coll Cardiol. 2003; 42: 1596-601.

14) Fleming GA, Murray KT, Yu C, et al. Milrinone use is associated with postoperative atrial fibrillation after cardiac surgery. Circulation. 2008; 118: 1619-25.

15) Zangrillo A, Biondi-Zoccai G, Ponschab M, et al. Milrinone and mortality in adult cardiac surgery: a meta-analysis. J Cardiothorac Vasc Anesth. 2012; 26: 70-7.

16) Majure DT, Greco T, Greco M, et al. Meta-analysis of randomized trials of effect of milrinone on mortality in cardiac surgery: an update. J Cardiothorac Vasc Anesth. 2013; 27: 220-9.

17) Ushio M, Egi M, Wakabayashi J, et al. Impact of milrinone administration in adult cardiac surgery patients: updated meta-analysis. J Cardiothorac Vasc Anesth. 2016; 30: 1454-60.

18) Greco T, Calabro MG, Covello RD, et al. A Bayesian network meta-analysis on the effect of inodilatory agents on mortality. Br J Anaesth. 2015; 114: 746-56.

〈江木盛時〉

循環作動薬

2 血管収縮薬: 人工心肺後の vasoplegic shock に対する適切な血管収縮薬は何か？

> **Positive list**

☑血管収縮薬は心拍出量を増加させる（前負荷増加）.
☑血管収縮薬は臓器灌流を増加させる.
☑血管収縮薬の違いによる死亡率に差はない.
☑vasoplegic shock 時のバソプレシン併用はカテコラミンの必要量を減らす.

> **Negative list**

☑血管収縮薬は心拍出量を減少させる（後負荷増加）.
☑過度な血管収縮薬の使用は末梢循環障害を招く.
☑過度なカテコラミンの使用は頻脈性不整脈を招く.
☑vasoplegic shock には臨床背景の異なった検討が多く，まだ明確な定義はない.
☑人工心肺後の vasoplegic shock 時の血管収縮薬選択のエビデンスはほぼない.
☑血管収縮薬は外科医・麻酔科医の好みで選択されている.

　血管収縮薬はさまざまな理由で使用されている．臓器灌流を増加させるため，輸液負荷達成までの一時的な緊急回避のため，血管容量の調節で輸液量を制限するため，過度な末梢血管抵抗の低下に対応するため．しかし，血管収縮薬は万能薬ではない，"薬も過ぎれば毒となる"．弱点を理解した上で使用すべき薬剤である.

血管収縮薬の種類

血管収縮薬は，カテコラミンはα_1受容体，バソプレシンはV_1受容体，アンジオテンシンⅡはAT_1受容体を介して血管壁にある平滑筋が収縮することで血管収縮作用が発揮される．血管収縮薬を含めた主な循環作動薬を 表1 にまとめる．

血管収縮薬と心拍出量

理論上，血管収縮薬は実効動脈エラスタンス（Ea）を増加させることで体血圧の上昇効果をもたらす（図1 後負荷増加）．しかしその反面，血管収縮薬は一回心拍出量の低下を招く（弱点1：心拍出量低下）[1]．つまり，血管収縮薬は"諸刃の剣"となる．ところが，「弱点1：心拍出量低下」に対する異論もある．血管収縮薬であるノルアドレナリンやフェニレフリンは末梢血管抵抗を増加させるだけでなく，静脈収縮（venoconstriction）により有効血液量（stressed volume）と無効血液量（unstressed volume）の比を変える作用がある[2-5]．つまり，静脈還流量を増やすことによって心拍出量の増加が望める（図1 前負荷増加）．具体的にはフェニレフリン2 μg/kg 投与により一回心拍出量（SV：stroke volume）が 11±9 mL，心拍出量が 1.02±0.74 L/min 増加している[3]．また，輸液反応性の有無で血管収縮薬による心拍出量の変化は異なる．輸液反応性のない患者では後負荷増加作用が優位となって心拍出量は減少したが〔SV：65 → 56 mL，心係数（CI：cardiac index）：2.3 → 1.8 L/min/m²），一方で輸液反応性のある患者（血管容量が低下した状態：hypovolemia）では静脈還流量増加（前負荷増加）作用が優位となって心拍出量は減少しなかった（SV：49 → 53 mL，CI：2.1 → 2.1 L/min/m²)[4]．このように血管収縮薬が心拍出量に有利に作用することもある．実際には血管収縮薬の作用で生体反応がどちらに傾くかは左室機能，血管コンプライアンス，交感神経活動度などによっても異なる[6]．血管収縮薬を使用する際は適宜，血行動態をモニタリングしてフィードバックする必要がある．

血管収縮薬と組織灌流

血管収縮薬は体血圧を上昇させることで臓器灌流の増加効果をもたら

JCOPY 498-05546

表1 主な循環作動薬

	分類	作用機序			臨床作用		副作用
		α_1	β_1	β_2	SVR	CO	
フェニレフリン	CA	++	−	−	↑	↓ or ↑	反射性徐脈
ノルアドレナリン	CA	+++	+	−	↑↑	↓ or ↑	頻脈性不整脈 末梢循環障害
アドレナリン	CA	+++	+++	++	↓ (low) ↑ (high)	↑↑↑	頻脈性不整脈 末梢循環障害
ドパミン ※ドパミン受容体への作用もあり	CA	(0~3γ) − (3~10γ) + (10γ~) ++	 − ++ ++	 − − +	 → → or ↑ ↑↑	 → or ↑ ↑↑ ↑	頻脈性不整脈 多尿
ドブタミン	CA	±	+++	++	↓ or ↑	↑↑	頻脈性不整脈 末梢血管拡張
バソプレシン	AVP	V1 受容体刺激			↑↑	→ or ↓	末梢循環障害 心筋虚血
アンジオテンシン II	RAS	AT1 受容体刺激			↑↑	→ or ↓	
メチレンブルー	non-CA	NOS 阻害			↑↑	→ or ↓	メトヘモグロビン血症増悪 (G6PD 欠損症)
ミルリノン	non-CA	PDE3 阻害			↓	↑	末梢血管拡張

SVR: systemic vascular resistance, CO: cardiac output, CA: catecholamine, AVP: arginine vasopressin, RAS: renin-angiotensin system, NOS: nitric oxide synthase, G6PD: glucose-6-phosphate dehydrogenase, PDE: phosphodiesterase
〈半減期〉カテコラミン: 2~3分, バソプレシン: 10~20分,
　　　　　アンジオテンシンII: 1~2分.
Overgaard CB, et al. Circulation. 2008; 118: 1047-56[7] より改変.

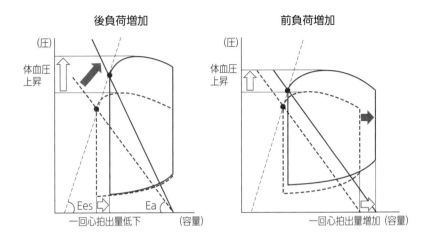

後負荷増加

前負荷増加

(圧)

体血圧上昇

Ees   Ea

一回心拍出量低下   (容量)

(圧)

体血圧上昇

一回心拍出量増加 (容量)

➡ : 後負荷増加および前負荷増加による変化（点線→実線）
Ea : 実効動脈エラスタンス
Ees : 収縮末期エラスタンス

図1 圧-容積関係

す．しかし，体血圧の上昇を望むあまり，過度な血管収縮薬の使用は末梢循環障害を招く（弱点 2: 末梢循環障害）．特に，hypovolemia の状態で不適切に血管収縮薬を使用することは避けるべきである．血管収縮薬の最終目標は体血圧の上昇ではなく，臓器灌流を保つことである．まずは hypovolemia を是正して最適な前負荷をかけることが末梢循環にとって重要である[8]．血管収縮薬の「弱点 2: 末梢循環障害」に対する異論はほぼない．hypovolemia での過度の血管収縮薬を避けるために血管収縮薬の使用開始時には輸液負荷を同時に行い，尿量，乳酸値，混合静脈血酸素飽和度（SvO_2），皮膚所見など総合的に臓器灌流を評価していくことを推奨する[9]．

血管収縮薬と不整脈

血管収縮薬で最も頻用されているカテコラミンは，α_1 受容体以外に β_1 や β_2 受容体を介する作用がある．一部の薬剤を除いて，用量によって各受容体への作用強度が変化することによる弊害に注意すべきである．例えば，ノルアドレナリンの投与量が増えると β 作用が強くなり，頻脈性不整

脈の出現が高くなる（弱点 3：不整脈）[10]．ひとつの薬剤に固執せずに，弱点を補完しあう薬剤の組み合わせが重要となる．

血管収縮薬の適正使用

「弱点 2：末梢循環障害」や「弱点 3：不整脈」の有害事象を克服するには，どの血管収縮薬の選択・併用が最適であろうか．現時点では，心臓血管手術の循環管理における血管収縮薬の使用に関連したエビデンスはほぼないため，どの薬剤を選択しても許容される．使用状況が混在したデータではあるが，低血圧時の循環作動薬の選択による死亡率に有意差はない[11, 12]．具体的にノルアドレナリン vs 各循環作動薬の死亡率は，

vs ドパミン，リスク比 [95% CI]：1.07 [0.99-1.16]

vs バソプレシン，リスク比 [95% CI]：0.90 [0.78-1.03]

vs フェニレフリン，リスク比 [95% CI]：1.08 [0.76-1.55]

vs アドレナリン，リスク比 [95% CI]：0.88 [0.63-1.25] であった[11]．

また，参考ではあるが，エビデンスの蓄積が多い敗血症ガイドライン（Surviving Sepsis Campaign Guideline 2016；SSCG2016）による血管収縮薬の選択・併用の推奨を列挙する[13]．

「ノルアドレナリンを第一選択薬とする（推奨度：強，エビデンスレベル：中）」

「目標血圧達成のため，ノルアドレナリンにバソプレシンを追加する（推奨度：弱，エビデンスレベル：中），もしくはアドレナリンを追加する（推奨度：弱，エビデンスレベル：低）」

「ノルアドレナリンの必要量軽減のため，バソプレシンを追加する（推奨度：弱，エビデンスレベル：中）」

各薬剤の比較試験では，アドレナリンはノルアドレナリンに非劣性とするメタアナリシス（リスク比 [95% CI]：0.96 [0.77-1.21]）はあるが[14]，アドレナリンに乳酸アシドーシスや頻脈性不整脈などの合併症がより多いとする無作為化比較試験（randomized controlled trial：RCT）もある[15]．また，バソプレシンもノルアドレナリンに非劣性とするメタアナリシス（リ

スク比［95% CI］：1.07［0.96-1.26］）はあるが[14]，単剤使用の予後に関するデータはまだ不十分である．さらに高用量のバソプレシンは虚血性皮膚病変，冠動脈虚血，腸管虚血などの有害事象が懸念されるために注意を要する[16]．つまり，敗血症においてはノルアドレナリンをファーストラインとしたエビデンスが最も高いのが現状である．

　心臓血管手術の循環管理において，低血圧の原因は手術手技の影響も含めて多岐にわたる．まずは，原因検索として hypovolemic shock（循環血液量減少性ショック），cardiogenic shock（心原性ショック），obstructive shock（閉塞性ショック），anaphylactic shock（アナフィラキシーショック），vasoplegic shock などの鑑別が重要となり，血管収縮薬の使用が適切かを検討する必要がある．なかでも，最近注目されているのが心臓血管手術後（特に人工心肺後）の"vasoplegic shock"である．

vasoplegic shock

　"vasoplegic shock"は vasoplegic syndrome や vasoplegia と記載されることもあり，病態としては「心拍出量は維持されるが，体血管抵抗（SVR：systemic vascular resistance）が著明に低下して重度な低血圧を呈する状態」とされている[17-21]．輸液反応性が低下して，高用量の血管収縮薬が必要となる．ノルアドレナリンを高用量（$0.15\sim0.5\,\mu$g/kg/min 以上）使用した状態で，平均血圧 $50\sim65$ mmHg 未満, CI $2.2\sim2.5$ L/min/m^2 以上, SVR 800 dynes・sec/cm^5 未満という記載も散見されるが，明確な定義はない[18,19]．この vasoplegic shock は, vasodilatory shock（血管拡張性ショック）≒ distributive shock（血液分布異常性ショック）に分類され，同分類には septic shock（敗血症性ショック）や anaphylactic shock（アナフィラキシーショック）がある．そのため, vasoplegic shock には心臓血管手術によるもの，敗血症によるもの，時に外傷や重症膵炎によるものまでを混在させた RCT やレビューも多いために, vasoplegic shock の概念はいまだ未解明で混沌とした状態である[20,21]．

人工心肺後の vasoplegic shock と血管収縮薬

　心臓血管手術に限ったレビューでは, vasoplegic shock は心臓血管手術

後の 5～25％に発生して，危険因子として人工心肺，輸血，心室補助装置，術前使用薬剤（アンジオテンシン変換酵素阻害薬やアンジオテンシンⅡ受容体拮抗薬）などが列挙される．なかでも人工心肺はリスクが高く，人工心肺に伴う全身性炎症反応や血液中のバソプレシンの相対的欠乏，一酸化窒素（NO：nitric oxide）過剰産生が原因とされている[17-20]．治療方針は，輸液反応性を期待して輸液負荷を行い，その上で「血管収縮薬によって血管のトーヌスを維持」する必要がある．血管収縮薬の選択肢としてノルアドレナリンやバソプレシンのほかに，メチレンブルー（NO 合成阻害薬），アンジオテンシンⅡ，コルチコステロイド，ビタミン C，ヒドロキソコバラミン（VitB12a）などが有効と報告されている[17-20]．薬剤間の比較試験はわずかで，人工心肺後の vasoplegic shock に対してノルアドレナリンとバソプレシンを比較した単施設 RCT では，バソプレシン群で術後の急性腎傷害（オッズ比 [95％ CI：0.26 [0.15-0.46]]）や心房細動（オッズ比 [95％ CI：0.37 [0.22-0.64]]）が少なく，バソプレシンの有用性が示唆された[22]．しかし，30 日死亡率に有意差は認められず（ハザード比 [95％ CI：1.11 [0.62-1.96]]），さらにこの RCT はバイアスの影響やエビデンスの低さが指摘されていることも注意すべき点である．現状では人工心肺後の vasoplegic shock に対する薬剤選択のエビデンスはまだ低く，外科医や麻酔科医の好みによる血管収縮薬を選択しても問題ないと言わざるを得ない．今後，多施設 RCT などのエビデンス蓄積が望まれる．

　現時点で，人工心肺後の vasoplegic shock に対する適切な血管収縮薬は，急性循環不全時の循環作動薬の推奨[12]や敗血症ガイドライン[13]などを参考に，「**輸液負荷と同時にファーストラインとしてノルアドレナリンの使用を開始**する」ことを推奨する．そして，「ノルアドレナリンを 0.2 μg/kg/min 程度まで使用しても血行動態が不安定であれば，前述の弱点克服のために**バソプレシンを併用**（≦0.03 単位/min）する」ことを推奨する．現状では血管収縮薬の第一選択は，総合的にノルアドレナリンに軍配が上がるが，今後のエビデンスの蓄積によってバソプレシン，メチレンブルー，VitB12a など選択が広がる可能性を秘めている．

コラム バソプレシンは奇跡の薬剤？

　心臓血管手術の周術期管理をしていると，しばしば肺血管抵抗に悩まされる．もともと肺高血圧で右心不全を呈する症例や肺血管抵抗が循環を規定している場合では特に気を遣う．本題となっている血管収縮薬の選択肢として，"バソプレシン"は肺血管抵抗を上昇させることなく，体血管抵抗を上昇させるという作用がある[23]．特に慢性血栓塞栓性肺高血圧や先天性心疾患（Glenn循環・Fontan循環など）に有効であろう．"バソプレシン"は今以上に心臓血管領域で脚光を浴びて，頻用されてもよい薬剤なのかもしれない．

■参考文献

1) 菅 弘之，高木 都，後藤葉一，他．心室・動脈カップリング．In：日本生体医工学会，編．心臓力学とエナジェティクス．コロナ社：2000．p.110-26.
2) Spiegel R. Stressed vs. unstressed volume and its relevance to critical care practitioners. Clin Exp Emerg Med. 2016; 3: 52-4.
3) Kalmar AF, Allaert S, Pletinckx P, et al. Phenylephrine increases cardiac output by raising cardiac preload in patients with anesthesia induced hypotension. J Clin Monit Comput. 2018; 32: 969-76.
4) Rebet O, Andremont O, Gérard JL, et al. Preload dependency determines the effects of phenylephrine on cardiac output in anaesthetised patients: a prospective observational study. Eur J Anaesthesiol. 2016; 33: 638-44.
5) Monnet X, Jabot J, Maizel J, et al. Norepinephrine increases cardiac preload and reduces preload dependency assessed by passive leg raising in septic shock patients. Crit Care Med. 2011; 39: 689-94.
6) 砂川賢二．Guytonの静脈還流は医学部で教えるべきである（総説）．循環制御．2016; 37: 168-77.
7) Overgaard CB, Dzavík V. Inotropes and vasopressors: review of physiology and clinical use in cardiovascular disease. Circulation. 2008; 118: 1047-56.
8) Marik PE, Monnet X, Teboul JL. Hemodynamic parameters to guide fluid therapy. Ann Intensive Care. 2011; 1: 1.
9) Hamzaoui O, Georger JF, Monnet X, et al. Early administration of norepinephrine increases cardiac preload and cardiac output in septic patients with life-threatening hypotension. Crit Care. 2010; 14: R142.
10) Singer M. Catecholamine treatment for shock--equally good or bad? Lancet. 2007; 370: 636-7.

11) Gamper G, Havel C, Arrich J, et al. Vasopressors for hypotensive shock. Cochrane Database Syst Rev. 2016; 2(2): CD003709.

12) Møller MH, Claudius C, Junttila E, et al. Scandinavian SSAI clinical practice guideline on choice of first-line vasopressor for patients with acute circulatory failure. Acta Anaesthesiol Scand. 2016; 60: 1347-66.

13) Rhodes A, Evans LE, Alhazzani W, et al. Surviving Sepsis Campaign: International guidelines for management of sepsis and septic shock: 2016. Crit Care Med. 2017; 45: 486-552.

14) Avni T, Lador A, Lev S, et al. Vasopressors for the treatment of septic shock: systematic review and meta-analysis. PLoS One. 2015; 10: e0129305.

15) Myburgh JA, Higgins A, Jovanovska A, et al. A comparison of epinephrine and norepinephrine in critically ill patients. Intensive Care Med. 2008; 34: 2226-34.

16) Malay MB, Ashton JL, Dahl K, et al. Heterogeneity of the vasoconstrictor effect of vasopressin in septic shock. Crit Care Med. 2004; 32: 1327-31.

17) Shaefi S, Mittel A, Klick J, et al. Vasoplegia after cardiovascular procedures-pathophysiology and targeted therapy. J Cardiothorac Vasc Anesth. 2018; 32: 1013-22.

18) Liu H, Yu L, Yang L, et al. Vasoplegic syndrome: an update on perioperative considerations. J Clin Anesth. 2017; 40: 63-71.

19) Orozco Vinasco DM, Triana Schoonewolff CA, Orozco Vinasco AC. Vasoplegic syndrome in cardiac surgery: definitions, pathophysiology, diagnostic approach and management. Rev Esp Anestesiol Reanim. 2019; 66: 277-87.

20) 澤村成史. 病態から見る血圧 血管麻痺症候群(vasoplegic syndrome). In: 坪川恒久, 他. LiSA 別冊 血圧. メディカル・サイエンス・インターナショナル; 2019. p.139-44.

21) Lambden S, Creagh-Brown BC, Hunt J, et al. Definitions and pathophysiology of vasoplegic shock. Crit Care. 2018; 22: 174.

22) Hajjar LA, Vincent JL, Barbosa Gomes Galas FR, et al. Vasopressin versus norepinephrine in patients with vasoplegic shock after cardiac surgery: the VANCS randomized controlled trial. Anesthesiology. 2017; 126: 85-93.

23) Currigan DA, Hughes RJ, Wright CE, et al. Vasoconstrictor responses to vasopressor agents in human pulmonary and radial arteries: an in vitro study. Anesthesiology. 2014; 121: 930-6.

〈藤井 祐〉

3 硝酸薬とニコランジル

> ▶**Positive list**

☑ 硝酸薬では，静脈系容量血管の拡張による前負荷軽減効果が得られる．

☑ 硝酸薬を降圧目的で使用する際は，硝酸イソソルビドではなくニトログリセリンを使用する．

☑ 持続投与する場合，硝酸薬では耐性を生じるが，ニコランジルでは生じにくい．

☑ ニコランジルは，ニトログリセリンと比較して血圧を低下させにくい．

> ▶**Negative list**

☑ 非心臓手術における周術期の硝酸薬の予防的投与に関する有用性は示されていない．

☑ 硝酸薬の抗血小板作用に関しての臨床でのエビデンスは乏しい．

☑ お酒に弱い患者ではニトログリセリンの効きが悪い可能性がある．

☑ 非心臓手術における周術期のニコランジルの予防的投与が心合併症を減らすとする報告がわずかながら存在する．

☑ 周術期の硝酸薬，ニコランジル使用に関する質の高い研究は存在しない．

　硝酸薬は，ニトログリセリンが 1870 年代後半に狭心症発作の治療薬となってから, 現在でも虚血性心疾患から心不全まで幅広く用いられている.

しかし，硝酸薬は EBM（evidence based medicine）が全盛となる前より使用されている薬であり，研究もかなり以前に行われたものが多い．麻酔領域においても同様であり，最近は臨床でも研究でも大きく話題にのぼるようなものがほぼ皆無である．そのため実臨床では慣例に従うことが多い．また，ニコランジルも同様である．とは言え，いずれも重要な薬剤であり，本稿ではそのような身近にあるけれどエビデンスと言われると「？」となる硝酸薬とニコランジルについて，教科書的な内容を含めて概説する．なお，ニコランジルは硝酸残基を有するものの，薬理学的特徴から他の硝酸薬とは異なる点が多く，ガイドラインなどでも別項目として扱われているため，以下ニコランジルとそれ以外の硝酸薬に分けて述べていく．

硝酸薬の種類

わが国で用いられている硝酸薬には，ニトログリセリン（nitroglycerin：NTG，または glyceryl trinitrate：GTN，または trinitroglycerin：TNG），硝酸イソソルビド（isosorbide dinitrate：ISDN），および一硝酸イソソルビド（isosorbide mononitrate：ISMN）があり，舌下，内服，貼付，注射剤とさまざまな剤型がある 表1．この中で，NTG はほとんどが肝初回通過効果を受けるため内服薬には適さない．NTG，ISDN，ISMN の化学構造式には，名前のとおり，それぞれニトロ基が 3 個，2 個，1 個と含まれ，これらは血管平滑筋細胞内で代謝されて一酸化窒素（NO）となり，血管内皮非依存性の血管拡張作用を示す．

硝酸薬の作用機序と薬理学的効果

1. 硝酸薬の作用機序

硝酸薬はプロドラッグであり，有効成分の NO 生成のためには代謝される必要があるが，強力価の NTG と低力価の ISDN，ISMN とでは代謝酵素が異なる．NTG は，血管平滑筋のミトコンドリアで 2 型アルデヒド脱水素酵素（aldehyde dehydrogenase 2：ALDH-2）により代謝される．一方で，ISDN と ISMN はまだ未解明の部分も多いが，ALDH-2 ではなく，小胞体の薬物代謝酵素 CYP450 などにより代謝される[1, 2]〔ただし，NTG

表1 硝酸薬とニコランジル

一般名	ニトログリセリン (nitroglycerin: NTG, glyceryl trinitrate: GTN, trinitroglycerin: TNG)	硝酸イソソルビド (isosorbide dinitrate: ISDN)	一硝酸イソソルビド (isosorbide mononitrate: ISMN)	ニコランジル (nicorandil)
構造式	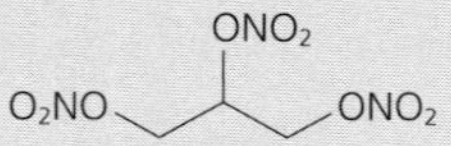 O_2NO — ONO_2 / ONO_2	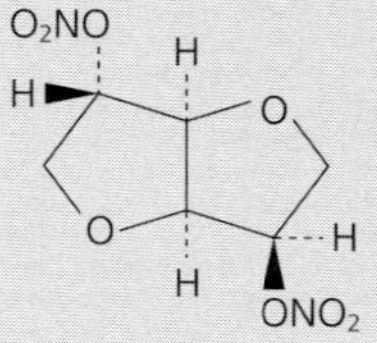 （硝酸イソソルビドの構造式、O_2NO, ONO_2）	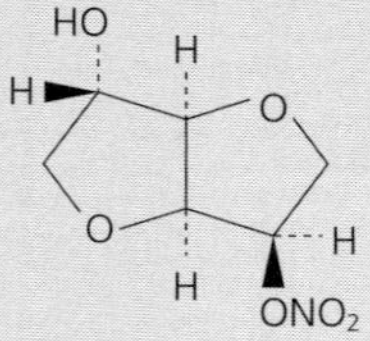 （一硝酸イソソルビドの構造式、HO, ONO_2）	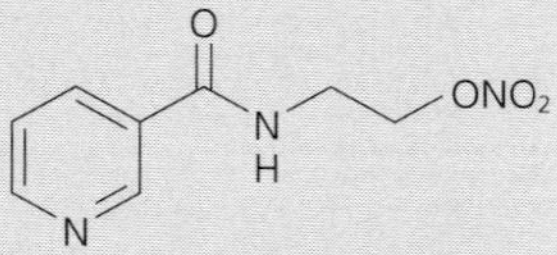 （ニコランジルの構造式、ONO_2）
代表的な商品名	ミリスロール®注 ニトログリセリン静注 ニトロペン®舌下錠 ミオコール®スプレー ニトロダーム®TTS 貼付剤 ミリステープ® バソレーター®テープ	ニトロール®持続静注 25 mg シリンジ ニトロール®注 ニトロール®錠 ニトロール®R カプセル ニトロール®スプレー フランドル®錠 フランドル®テープ	アイトロール®錠	シグマート®注 ニコランジル点滴静注用 シグマート®錠 ニコランジル錠

18 循環作動薬

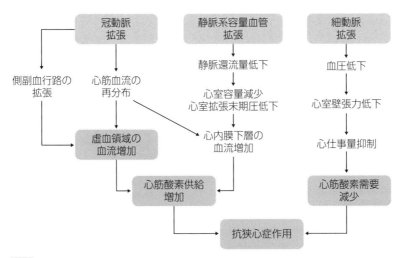

図1 硝酸薬の抗狭心症作用

は高用量（>1μM）では，CYP450 によっても代謝される〕．

　血管平滑筋内で生成された NO は，可溶性グアニル酸シクラーゼを刺激して GTP より cGMP を生成する[3]．cGMP 濃度の上昇は，細胞内カルシウム（Ca^{2+}）濃度を低下させるとともに，プロテインキナーゼ G を介してミオシン軽鎖ホスファターゼが活性化してミオシンを脱リン酸化することで平滑筋を弛緩させる．

　一方で，NTG の血管系に対する効果は，上記に示す NO 生成による作用とは関係ないかもしれないという報告もある[1,4,5]．こちらに関しては今後の研究結果を待ちたい．

2. 硝酸薬の薬理学的効果

　硝酸薬は，低用量（40μg/min 以下，つまり 50 kg の人で 0.8μg/kg/min 以下）では静脈系容量血管の拡張をもたらし，静脈還流量ひいては左室充満圧（前負荷）を減少させる 図1．一方，高用量（200μg/min 以上，50 kg の人で 4μg/kg/min 以上）では動脈の拡張が優位となり，末梢血管抵抗を下げ，後負荷の減少により心仕事量を軽減させ，さらに，冠動脈の拡張により心筋酸素供給量を増加させる[2,6]．心不全や狭心症の症状改善は，こ

れらの効果による心筋酸素需給バランスの改善により得られる．なお，硝酸薬の冠動脈に対する効果は，大・中サイズの冠動脈（＞100μm）および側副血行路の拡張が主であり，後述のニコランジルとは異なり末梢の細い冠動脈への影響は少ない[7, 8]．

麻酔科領域では，NTG はその血管拡張作用の調節性のよさを利用して，手術時の低血圧維持（1〜5μg/kg/min で開始，以後調節），手術時の異常高血圧の救急処置（0.5〜5μg/kg/ min で開始，以後調節）にも用いられる（括弧内は添付文書より）．一方，ISDN の血圧への影響は緩徐であり，血圧を下げる目的では使用しない．

その他，硝酸薬には抗血小板作用があることも報告されている．しかし，急性冠症候群患者での有用性は示されておらず，また他の抗血小板薬を使用した際に，その作用に影響があるかもわかっていない[1, 2]．

ALDH-2 遺伝子多型に伴う NTG 効果の違い

上述のように，NTG による NO 生成には ALDH-2 による代謝が必要であるが，ALDH-2 はエタノールの代謝によって生じるアセトアルデヒドを酸化する酵素でもある．この酵素は，遺伝子多型，つまり酵素活性が高い型と低い型が存在し，後者は東アジアに多いと報告されている[9]．そして，これが日本人が欧米人と比較するとお酒に弱い原因の1つである可能性が考えられている．NTG においても，ALDH-2 活性が低い型を持つ者では代謝が障害されることで効果が減弱する[9]．そうすると，お酒に弱い人は NTG の効きが悪いかというと，必ずしもそうではないようである．詳細な検討はまだ必要であるが，将来的には，硝酸薬の選択は遺伝子解析結果をもとに行うようになるかもしれない．

以上より，現時点では，お酒に弱い患者や，狭心症治療の際に高用量 NTG を必要とする患者などでは，NTG とは代謝経路の異なる ISDN またはニコランジルに変更することを念頭に置いておくべきであろう．

硝酸薬の耐性

硝酸薬の持続投与（NTG：12〜24 時間以上，ISDN：48〜96 時間以上）による耐性の出現は以前から知られている[2, 6, 10, 11]．さまざまな要因の関与

が考えられており，その1つはスーパーオキシド産生に伴う影響である．また，長期硝酸薬投与に伴うフリーラジカルの蓄積が血管内皮障害を起こすことによる影響も指摘されている[2]．したがって，硝酸薬を周術期に継続する場合は中断時間を設ける，もしくは目的に応じて他の薬剤に切り替えることを考慮し，漫然と投与を続けることは避けるべきであろう．

周術期の硝酸薬使用

1. 硝酸薬の予防的投与

「非心臓手術における合併心疾患の評価と管理に関するガイドライン（2014年改訂版）」[12] では，「心血管イベント予防を目的としたニトログリセリン投与」はClass IIb となっている．麻酔薬とNTGの併用により高度低血圧やそれに伴う心筋虚血の惹起の危険性があるため，限られた症例にのみ慎重に投与すべきである．なお，同ガイドラインにはISDNとニコランジルの予防的投与に関する記載はない．また，最近のシステマティックレビュー[13] では，エビデンスの質は非常に低いとしながらも，非心臓手術におけるNTGとISDNの使用は術後30日の死亡率や心合併症に影響を与えないと結論付けている．

2. 交感神経緊張時

手術侵襲や麻酔からの覚醒時などに，急な交感神経緊張に伴って高血圧となることがある．心機能低下患者では，この急激な変化が心臓に多大な負担を与え，心不全を起こすこともある．この場合，カルシウム拮抗薬による動脈拡張による後負荷軽減だけでは不十分で，静脈系容量血管拡張により前負荷を軽減させることで対処する．エビデンスはなく私見であるが，この目的には降圧作用が強く即効性のあるNTGが最も使いやすい（その他，β遮断薬，利尿薬も考慮する）．

3. 前負荷の軽減

心臓血管手術や大量出血症例，肝移植のグラフト再灌流後などで，体液・循環バランス調整の過程で予定外に容量過負荷となることがある．これも

エビデンスがなく私見であるが，この場合には，硝酸薬の静脈系容量血管拡張による前負荷軽減が有効となり得る（利尿薬投与も併せて考慮する）．

急性冠症候群患者の硝酸薬の長期投与

「急性冠症候群患者の慢性期の硝酸薬投与の有用性」というテーマは，周術期管理とは若干関係性が薄いが，内科領域では有名な研究を含んでいるので紹介する．ESPRIM[14]，GISSI-3[15]，ISIS-4[16] は，1990 年代に行われた欧米の大規模臨床試験であるが，いずれも硝酸薬投与による死亡率減少効果は確認されなかった．しかし一方で，冠攣縮合併が多いわが国における大規模前向きコホート研究である Japanese Coronary Artery Disease 研究[17] では，複合評価項目である死亡および主要心血管イベント（major adverse cardiovascular events：MACE）の発生を有意に減少させたことが報告された．そして最近では，少なくとも硝酸薬の長期投与が予後を悪化させるというエビデンスは示されていない[18-20]．これに基づき，最新の急性冠症候群ガイドライン（2018 年改訂版）[21] では，急性冠症候群の二次予防としての硝酸薬使用に関して，以下のように記載されている．

「冠攣縮性狭心症を合併，または冠攣縮が原因で急性冠症候群を発症したことが明らかな患者に対して，虚血発作予防を目的として長時間作用型硝酸薬を投与する（推奨クラス I，エビデンスレベル C）」

一方で，硝酸薬の長期投与がよくないとする病態もある．収縮機能が保たれた心不全（heart failure with preserved ejection fraction：HFpEF）である．HFpEF 患者では，硝酸薬を内服しているほうが MACE 発生率が高いという報告が出ている[22, 23]．しかし，機序も含めてわからないことが多いので，今後の解明を期待したい．

ニコランジルの作用機序と薬理学的効果

1．ニコランジルの作用機序

ニコランジルは，硝酸薬様作用と ATP 感受性カリウム（K_{ATP}）チャネル開口作用を併せ持った薬剤である．硝酸薬の項で詳述した NO-cGMP 系の効果に加えて，K_{ATP} チャネルの開口により K^+ が細胞内に流入すると，

過分極により膜電位依存性 L 型 Ca^{2+} チャネルが閉鎖し，細胞内 Ca^{2+} 濃度が低下することで血管平滑筋が弛緩する．ニコランジルでは，太い冠動脈だけでなく細い冠動脈も拡張するのが特徴的である．また，静脈と動脈をバランスよく拡張させることが知られている[2, 24]．

2. ニコランジルの薬理学的効果

ニコランジルの作用は，硝酸薬と同様に，前負荷と後負荷の減少および冠血流の改善である．ニコランジルの心筋虚血部位への冠血流改善効果は硝酸薬よりも大きいとされる[25]．また，心筋細胞内のミトコンドリア K_{ATP} チャネルの開口は，特に虚血心において，プレコンディショニング効果に関与し，また活動電位短縮による Ca^{2+} 過負荷の抑制効果も介して心筋保護効果を発揮する[26, 27]．

硝酸薬（特に NTG）との大きな違いは，ニコランジルではそれほど血圧低下を起こさないという点である．この要因は明らかにはなっていないが，ニコランジルによる血管拡張作用には部位差があり，冠動脈を含む一部の血管を除いて体血管拡張作用が弱いことによる可能性がある[28]．また，伝導路や心収縮性への直接の作用を持たないことも影響しているかもしれない．さらに，硝酸薬に比べて薬剤耐性を生じにくい[2]．

周術期心血管イベント予防

周術期のニコランジル使用に関する研究はあまり多くない．むしろ，ほとんどないと言ってよい．その数少ない報告では，非心臓手術での術中のニコランジル投与は周術期心血管イベントの減少に寄与することが示されている[29-31]．また，心臓手術（冠動脈バイパス術）においては，ニコランジル投与が有用であったとする報告[32, 33]と，明確ではないが有用な傾向であるとする報告[34, 35]がある．少なくとも周術期のニコランジルの使用は有害とはならないようである．周術期のニコランジルの予防的投与は 0.04〜0.08 mg/kg/hr で行うように記載されているものもみかけるが，至適投与量や持続投与前のボーラス投与の有用性などについてのエビデンスがあるわけではない．さらなる研究が待たれる．

【トリビア】
　ニコランジルは，日本では錠剤は 1984 年から，注射剤は 1993 年から販売が開始されており，アジア，欧州，インドなどでは入手できるが，米国では販売されていない.

最後に

　最後に私見を述べる．冠疾患合併患者の周術期管理において，硝酸薬やニコランジルを予防的に投与している麻酔科医は多いのではないだろうか．上述のように，麻酔に伴う血圧低下とこれら薬剤の相互作用により高度低血圧やそれに伴う心筋虚血の惹起の危険性があるため，この点を考慮して投与を検討すべきであろう．なんとなくよいことをしている気がする，患者に問題が生じた場合の免罪符となる，というような使い方はしてほしくない．一方で,「予防的投与は意味がない．心筋酸素需給バランスを考えた血行動態管理で十分だ！」という考え方もあろうかと思う．しかし，特にニコランジルは心筋保護効果，虚血プレコンディショニング効果を持つ

コラム　Serendipity

　ニトログリセリンが狭心症薬として使用されるようになったのはセレンディピティーの産物と言えるでしょう．イギリスの火薬工場に勤務していた作業員が休み明けに仕事を始めるとひどい頭痛やめまいに悩まされ，一方で狭心症を患う従業員が自宅では発作が起きるのに工場では起こらず，これに着目した医師の研究によって使用されるに至ったと言います．また，NO 関連で言うと，PDE5 阻害薬の ED 治療薬としての成功は，もともと狭心症治療薬として開発された薬剤の副作用を，発想の転換により主な薬効としたことによります．重要なヒントは実はいろいろなところに転がっているようです．常に視野を広く持って，頭を柔らかくしておきたいものですね．ちなみにニトログリセリンは，医薬品として用いられている物は爆発しないように添加剤を加えてあり，いくら集めても爆薬にはならないし，爆発事故を起こすこともありませんのであしからず．

と報告されており，予防的投与の意義の判断のためには，硝酸薬も含めて，今後の質の高い検討が必要であろう．周術期，特に術中管理においては患者背景や状態，状況の変化が多彩である上に，さまざまな薬剤が用いられており，エビデンスの構築はなかなか難しいことが予想されるが，解決していくべき課題であると思われる．

■参考文献

1) Munzel T, Daiber A, Gori T. Nitrate therapy: new aspects concerning molecular action and tolerance. Circulation. 2011; 123: 2132-44.
2) Tarkin JM, Kaski JC. Vasodilator therapy: nitrates and nicorandil. Cardiovasc Drugs Ther. 2016; 30: 367-78.
3) Murad F. The excitement and rewards of research with our discovery of some of the biological effects of nitric oxide. Circ Res. 2003; 92: 339-41.
4) Kleschyov AL, Oelze M, Daiber A, et al. Does nitric oxide mediate the vasodilator activity of nitroglycerin? Circ Res. 2003; 93: e104-12.
5) Nunez C, Victor VM, Tur R, et al. Discrepancies between nitroglycerin and NO-releasing drugs on mitochondrial oxygen consumption, vasoactivity, and the release of NO. Circ Res. 2005; 97: 1063-9.
6) Tarkin JM, Kaski JC. Nicorandil and long-acting nitrates: vasodilator therapies for the management of chronic stable angina pectoris. European Cardiology. 2018; 13: 23-8.
7) Feldman RL, Pepine CJ, Conti CR. Magnitude of dilatation of large and small coronary arteries of nitroglycerin. Circulation. 1981; 64: 324-33.
8) Russo G, Di Franco A, Lamendola P, et al. Lack of effect of nitrates on exercise stress test results in patients with microvascular angina. Cardiovasc Drugs Ther. 2013; 27: 229-34.
9) Mackenzie IS, Maki-Petaja KM, McEniery CM, et al. Aldehyde dehydrogenase 2 plays a role in the bioactivation of nitroglycerin in humans. Arterioscler Thromb Vasc Biol. 2005; 25: 1891-5.
10) Elkayam U, Kulick D, McIntosh N, et al. Incidence of early tolerance to hemodynamic effects of continuous infusion of nitroglycerin in patients with coronary artery disease and heart failure. Circulation. 1987; 76: 577-84.
11) Cintron GB, Glasser SP, Weston BA, et al. Effect of intravenous isosorbide dinitrate versus nitroglycerin on elevated pulmonary arterial wedge pressure during acute myocardial infarction. Am J Cardiol. 1988; 61: 21-5.
12) 非心臓手術における合併心疾患の評価と管理に関するガイドライン（2014年改訂版）．2014．https://www.j-circ.or.jp/old/guideline/pdf/JCS2014_kyo_

h.pdf（2020 年 7 月 16 日閲覧）

13）Zhao N, Xu J, Singh B, et al. Nitrates for the prevention of cardiac morbidity and mortality in patients undergoing non-cardiac surgery. Cochrane Database Syst Rev. 2016;（8）: CD010726.

14）The ESPRIM trial: short-term treatment of acute myocardial infarction with molsidomine. European Study of Prevention of Infarct with Molsidomine（ESPRIM）Group. Lancet. 1994; 344: 91-7.

15）GISSI-3: effects of lisinopril and transdermal glyceryl trinitrate singly and together on 6-week mortality and ventricular function after acute myocardial infarction. Gruppo Italiano per lo Studio della Sopravvivenza nell'infarto Miocardico. Lancet. 1994; 343: 1115-22.

16）ISIS-4: a randomised factorial trial assessing early oral captopril, oral mononitrate, and intravenous magnesium sulphate in 58,050 patients with suspected acute myocardial infarction. ISIS-4（Fourth International Study of Infarct Survival）Collaborative Group. Lancet. 1995; 345: 669-85.

17）Kohro T, Hayashi D, Okada Y, et al. Effects of medication on cardiovascular events in the Japanese coronary artery disease（JCAD）study. Circ J. 2007; 71: 1835-40.

18）Yamauchi T, Hagiwara N, Kasanuki H, et al. Long-term nitrate use in acute myocardial infarction（the Heart Institute of Japan, Department of Cardiology nitrate evaluation program）. Cardiovasc Drugs Ther. 2008; 22: 177-84.

19）Kojima S, Matsui K, Sakamoto T, et al. Long-term nitrate therapy after acute myocardial infarction does not improve or aggravate prognosis. Circ J. 2007; 71: 301-7.

20）Ambrosio G, Del Pinto M, Tritto I, et al. Chronic nitrate therapy is associated with different presentation and evolution of acute coronary syndromes: insights from 52,693 patients in the Global Registry of Acute Coronary Events. Eur Heart J. 2010; 31: 430-8.

21）急性冠症候群ガイドライン（2018 年改訂版）. 2019. https://www.j-circ.or.jp/old/guideline/pdf/JCS2018_kimura.pdf（2020 年 7 月 16 日閲覧）

22）Tsujimoto T, Kajio H. Use of nitrates and risk of cardiovascular events in patients with heart failure with preserved ejection fraction. Mayo Clin Proc. 2019; 94: 1210-20.

23）Redfield MM, Anstrom KJ, Levine JA, et al. Isosorbide mononitrate in heart failure with preserved ejection fraction. N Engl J Med. 2015; 373: 2314-24.

24）Kuno A, Critz SD, Cohen MV, et al. Nicorandil opens mitochondrial K（ATP）channels not only directly but also through a NO-PKG-dependent pathway. Basic Res Cardiol. 2007; 102: 73-9.

25）Suryapranata H, MacLeod D. Nicorandil and cardiovascular performance in patients with coronary artery disease. J Cardiovasc Pharmacol. 1992; 20

Suppl 3: S45-51.
26) Matsubara T, Minatoguchi S, Matsuo H, et al. Three minute, but not one minute, ischemia and nicorandil have a preconditioning effect in patients with coronary artery disease. J Am Coll Cardiol. 2000; 35: 345-51.
27) 原 哲也, 澄川耕二. 周術期の心筋保護対策 薬理学的プレコンディショニングを中心に. 日本臨床麻酔学会誌. 2009; 29: 189-98.
28) 木下浩之. 長期予後を考えた周術期管理とは？ 周術期虚血性心疾患とニコランジル. 日本臨床麻酔学会誌. 2014; 34: 392-6.
29) Kaneko T, Saito Y, Hikawa Y, et al. Dose-dependent prophylactic effect of nicorandil, an ATP-sensitive potassium channel opener, on intra-operative myocardial ischaemia in patients undergoing major abdominal surgery. Br J Anaesth. 2001; 86: 332-7.
30) Kashimoto S, Seki M, Ishiguro T, et al. Nicorandil decreases cardiac events during and after noncardiac surgery. J Clin Anesth. 2007; 19: 44-8.
31) 金子高穂, 林田道子, 斎藤 裕, 他. 虚血性心疾患危険因子を有する患者の開腹術におけるニコランジルの術中心筋虚血予防効果. 麻酔. 2000; 49: 54-9.
32) Saha KK, Kumar A, Deval MM, et al. Nicorandil infusion during off-pump coronary artery bypass grafting reduces incidence of intra-aortic balloon pump insertion. Innovations (Phila). 2016; 11: 123-7.
33) Hayashi Y, Sawa Y, Ohtake S, et al. Controlled nicorandil administration for myocardial protection during coronary artery bypass grafting under cardiopulmonary bypass. J Cardiovasc Pharmacol. 2001; 38: 21-8.
34) Ito I, Hayashi Y, Kawai Y, et al. Prophylactic effect of intravenous nicorandil on perioperative myocardial damage in patients undergoing off-pump coronary artery bypass surgery. J Cardiovasc Pharmacol. 2004; 44: 501-6.
35) Yamamoto S, Yamada T, Kotake Y, et al. Cardioprotective effects of nicorandil in patients undergoing on-pump coronary artery bypass surgery. J Cardiothorac Vasc Anesth. 2008; 22: 548-53.

〈辛島裕士〉

4 βブロッカー

▶Positive list

☑ 術中頻脈の治療にβブロッカーは有効である.

☑ βブロッカーの投与は心臓手術後の心房細動発生を抑制する.

☑ βブロッカーの術前投与は心臓リスクが高い患者の予後を改善する.

☑ 術前から投与されているβブロッカーの内服は継続する.

☑ βブロッカーの投与は心不全患者の心機能を改善する.

▶Negative list

☑ βブロッカーは,喘息患者に気管支れん縮を引き起こす.

☑ 術前から内服しているβブロッカーの中断は予後不良因子となる.

☑ βブロッカーの単独投与は冠れん縮のリスクを上げることがある.

☑ 心臓リスクの低い患者に対するβブロッカーの投与は,低血圧,脳梗塞の頻度が高くなる.

βブロッカーの臨床適応

βブロッカーは,βアドレナリン受容体への作用を抑制し,降圧をはかり,不整脈を予防し,心筋の酸素受容を低下させて心筋虚血を予防する.以前禁忌とされていた心不全にも適応が広げられ,リモデリングの阻止,心筋収縮の同調を改善し,心不全を改善することが認められている.周術期のβブロッカーの使用では特に,心保護と予後の改善,頻脈の治療が重

JCOPY 498-05546

要である.

βブロッカー投与の変遷

1972年ごろ，βブロッカーは麻酔薬の心抑制増強，心不全，循環虚脱を危惧され，手術2週間前に中止すべきとされていた[1]．1973年以降にはβブロッカーの血行動態について，血液希釈，低酸素症，高二酸化炭素血症などの状況でも研究されるようになってきた．その結果，βブロッカーによって血行動態は修飾されるが，大きな問題はないと結論された．1975年，βブロッカーの中止がかえって狭心症，高血圧症の状態を悪くすることが報告された[2]．

1980年代になって，外科手術当日まで内服を継続することが定着するようになった．周術期の心保護について，1996年Manganoらが，New England Journal of Medicineに192人の心リスクを有する患者に対してアテノロールを周術期に使用するとコントロール群に比して2年後の死亡率を低下させることを報告した[3]．また，1999年Poldermansらがドブタミンストレスエコーまたはドブタミンストレス心エコー陽性の血管外科手術患者173人を対象とした研究で，ビソプロロールを使用した群で死亡，major cardiac eventの発生を減少させるなど良好な予後が報告された[4]．以来，周術期ガイドラインにそのエビデンスが反映され2000年頃までは周術期βブロッカー使用全盛時代となった．やがて，すべての症例でβブロッカーを使用することが良好な予後を保証すると考えられるようになった．麻酔科領域からも積極的なβブロッカーの投与の利点が報告された．

2005年になってLindenauerらがβブロッカーの有効性は高リスク群（revised cardiac risk index：RCRI≧2）では確認されるもの，低リスク群（RCRI≦1）では効果が乏しいことを報告[5]し，術前の患者評価の重要性が示唆された．2009年にはPOISE Study[6]によって，βブロッカーを投与することで，心筋保護には有利に作用するもの，脳梗塞，低血圧，徐脈の頻度が増加し，かえって死亡率が増加することが報告された．これらのエビデンスから2009年の非心臓手術のための周術期心臓血管評価ガイドラインではβブロッカーの記載が更新された[7]．Class I の推奨は，狭心症，症候性不整脈，高血圧の治療としてβブロッカーの投与を受けている場合

の継続が挙げられており，Class Ⅲ として β ブロッカー未治療の非心臓手術患者に対して，固定された高用量でルーチンに使用することが挙げられるようになった．

　2010 年には 38,779 人に対して術後 30 日，1 年後の死亡率を比較した研究で，β ブロッカーを手術時に中止した群は，手術時から β ブロッカーを投与した群，β ブロッカーの使用を継続した群，β ブロッカーをまったく使用しなかった群と比べて死亡リスクが高い結果となった[8]．2013 年に報告された非心臓手術での周術期 β ブロッカーと術後 30 日の死亡率・心血管合併症の調査でも，心リスクが高い症例で β ブロッカーの心保護効果が発揮され，β ブロッカーを中止してしまうとリスクが上昇することが示された[9]．

　周術期の β ブロッカーの使用開始時期については，性急な投与開始は推奨されず，開始時期に関する Flu らの研究[10] では，β ブロッカーを 1〜4 週間，あるいはそれ以上前から投与する群が，1 週間以内に投与開始された群と比較して死亡率が低い結果となった．これらを受け 2014 年の ACC/AHA の周術期ガイドライン[11] では，Class Ⅰ として β ブロッカー内服中の患者の内服継続，Class Ⅲ として β ブロッカーの手術当日からの開始が示された．

　β ブロッカーを投与していれば患者を守れるわけではなく，緻密な管理が要求されるのは言うまでもない．2008 年の報告で，β ブロッカーを使用していても，非心臓手術での術中の平均心拍数と最大心拍数の差が大きいと心筋梗塞のリスクが高いことが示された[12]．2014 年の Cochrane Review[13] では，非心臓手術での周術期 β ブロッカーが全死亡率や脳血管障害を増加させるエビデンスがあるものの，心臓手術ではまだ全死亡率に関するエビデンスは不足しているとされる．

　非心臓手術での周術期 β ブロッカーの使用に関しての調査では，β ブロッカーの使用は全体的に減少しているが，ガイドラインに従って RCRI ≧2 や血管外科手術では適切に使用されているようである[14]．一方，心臓手術に関しては，冠動脈バイパス術において，短期の術前 β ブロッカー投与は死亡率も有病率も影響しないメタ解析が出された[15]．また，2019 年の大動脈弁疾患 7,380 症例を検討した報告では，大動脈弁置換に関しては，

手術前のβブロッカー使用は予後改善を認めず，かえって腎傷害のリスク を上昇させるというものもある[16]．

　最近のβブロッカーの投与についての調査をまとめると，βブロッカー を内服中の患者の内服継続，心リスクが高い非心臓手術での術前からの投 与が最も重要であると考えられる．

βブロッカーの頻脈治療

　一方，頻脈治療としてのβブロッカーはどうか．βブロッカーは抗不整 脈のVaughan Williams分類でⅡ群に分類される．「2020年改訂版不整脈 薬物治療ガイドライン」[17]でも，心房性，心室性頻拍症に効果が期待でき， 高く推奨されている．以前は，βブロッカーの術前の投与は心不全の原因 となると考えられ，使用をためらうケースもあったが，β1選択性の高い 静注製剤の登場で使用方法にも習熟してきたと考えられる．

　周術期の頻脈性不整脈として最も有病率が高く予後を悪化させるのは心 房細動である．心房細動は加齢ともに有病率が上昇する．特に心臓手術後 では20〜30％に心房細動が発生する．開心術後の心房細動は予後を悪化さ せることが知られている[18]．心房細動の治療戦略は，抗凝固療法，リズム の治療，心拍数の制御の三本柱である．βブロッカーの投与は，基本的な 心拍数制御の治療薬である．既存の心房細動に対してリズムの治療とレー トの治療のどちらが優先されるべきか議論されてきた．2020年のガイド ラインでは，既存の心房細動に対しての心拍数（レート）の治療がリズム の治療よりも有利であることを支持している．術前からの内服治療の予防 効果について議論が続いているが，現在，心房細動を予防するための治療 戦略としてβブロッカーは第一選択薬である．

　急性期の心房細動の治療では，静注薬が使用される．カルシウム拮抗薬 との比較研究では，ランジオロールが心拍数コントロール，洞調律回復率 とも優れていた[19]．βブロッカーは，術中治療薬として2017年のガイド ライン[20]でも心拍数コントロールの第一選択薬として推奨されている．術 中の心房細動の心拍数コントロールの基準としては，ガイドラインによっ てさまざまで，HR＜80（米国心臓協会ら），＜100（カナダ心臓協会），＜ 110 bpm（欧州心臓協会）となっている．2017年に改訂された日本の急

性・慢性心不全診療ガイドライン（2017年改訂版）[21)] では，心不全を伴う心房細動の心拍数コントロールにランジオロールがジゴキシンと並んでClass IIaの推奨となっている．一方で，非ジヒドロピリジン系カルシウム拮抗薬はClass IIIに変更になっている．心房細動は心臓手術後の2〜5日目に発症する．ちょうど集中治療室を退室しようと考えているときに心房細動が起こるタイミングである．現在静注のβブロッカーは心房細動の予防を目的とした使用は適応外であるが，人工心肺後から持続静注することで術後心房細動の発生を抑制できることが示されている[22)]．2019年になり，再発性の心室頻拍/心室細動への治療としてランジオロールの有効性を示す論文が報告されている[23, 24)]．

　洞性頻脈に対しては，原因の除去が原則である．しかし，交感神経のストレスから起こる頻拍症は有害であり，特に虚血性心疾患を有する症例では適切な心拍数コントロールが求められる．集中治療室で敗血症時の頻脈に対してエスモロールを使用し，効果的に心拍数を制御することができ，さらに生命予後を改善した報告もある[25)]．過剰な交感神経のストレスは生体にとって不利益であることが示されている．

コラム これからの注目点

　βブロッカーの鎮痛に関する研究が散見される．βブロッカーの交感神経系のストレスを抑える薬理学作用によるものと推測しているが機序は不明である．エスモロール0.5〜1.0 mg/kgがレミフェンタニル0.35 μg/kgと同等にプロポフォール注入時の痛みの軽減作用があるとした[27)]．また，術中オピオイドの消費量を減少させるものの，術後のペインスコアには影響がなかったとする研究[28)]もある．βブロッカーの免疫系に対する作用も検討されている．プロプラノロールがカテコラミンを下げることで，乳がん術後の末梢調節性T細胞の活性増加を抑制し，CD^+T細胞応答の抑制を制御することが示され，結果としてがん免疫が促進する効果が期待されている[29)]．これらは今後研究が進み，新たなるエビデンスとして確立していくのか注目していく必要がある．

JCOPY 498-05546

日本で使用できる静注のβブロッカーには，β1選択性が高く短時間作用のエスモロール（β1：β2＝1：33），ランジオロール（β1：β2＝1：255），β1選択性が高くないが長時間作用性のプロプラノロール（β1：β2＝1：0.8）がある．βブロッカーの気道への効果を考察した研究では，心臓選択性の高いβブロッカーの投与は，喘息患者の気管挿管後のwheezing発生を増加させなかった[26]．とは言え，喘息患者への投与時は注意が必要である．

まとめ

既知の虚血性心疾患，または高血圧，不整脈の危険因子で治療を受けている患者と，血管外科手術の心リスクのある患者に投与する．

■参考文献

1) Viljoen JF, Estafanous FG, Kellner GA. Propranolol and cardiac surgery. J Thorac Cardiovasc Surg. 1972; 64: 826-30.

2) Miller RR, Olson HG, Amsterdam EA, et al. Propranolol-withdrawal rebound phenomenon. Exacerbation of coronary events after abrupt cessation of antianginal therapy. N Engl J Med. 1975; 293: 416-8.

3) Mangano DT, Layug EL, Wallace A, et al. Effect of atenolol on mortality and cardiovascular morbidity after noncardiac surgery. Multicenter study of perioperative ischemia research group. N Engl J Med. 1996; 335: 1713-20.

4) Poldermans D, Boersma E, Bax JJ, et al. The effect of bisoprolol on perioperative mortality and myocardial infarction in high-risk patients undergoing vascular surgery. Dutch Echocardiographic Cardiac Risk Evaluation Applying Stress Echocardiography Study Group. N Engl J Med. 1999; 341: 1789-94.

5) Lindenauer PK, Pekow P, Wang K, et al. Perioperative beta-blocker therapy and mortality after major noncardiac surgery. N Engl J Med. 2005; 353: 349-61.

6) POISE Study Group; Devereaux PJ, Yang H, Yusuf S, et al. Effects of extended-release metoprolol succinate in patients undergoing non-cardiac surgery (POISE Trial): a randomised controlled trial. Lancet. 2008; 371: 1839-47.

7) Fleisher LA, Beckman JA, Brown KA, et al. 2009 ACCF/AHA focused update on perioperative beta blockade incorporated into the ACC/AHA 2007 guidelines on perioperative cardiovascular evaluation and care for noncardiac surgery: a report of the American College of Cardiology foundation/

American Heart Association Task Force on Practice Guidelines. Circulation. 2009; 120: e169-276.

8) Wallace AW, Au S, Cason BA. Association of the pattern of use of perioperative β-blockade and postoperative mortality. Anesthesiology. 2010; 113: 794-805.

9) London MJ, Hur K, Schwartz GG, et al. Association of perioperative β-blockade with mortality and cardiovascular morbidity following major noncardiac surgery. JAMA. 2013; 309: 1704-13.

10) Flu WJ, van Kuijk JP, Chonchol M, et al. Timing of pre-operative beta-blocker treatment in vascular surgery patients: influence on post-operative outcome. J Am Coll Cardiol. 2010; 56: 1922-9.

11) Fleisher LA, Fleischmann KE, Auerbach AD, et al. 2014 ACC/AHA guideline on perioperative cardiovascular evaluation and management of patients undergoing noncardiac surgery. Circulation. 2014; 130: e278-333.

12) Beattie WS, Wijeysundera DN, Karkouti K, et al. Does tight heart rate control improve beta-blocker efficacy? An updated analysis of the noncardiac surgical randomized trials. Anesth Analg. 2008; 106: 1039-48.

13) Blessberger H, Kammler J, Domanovits H, et al. Perioperative beta-blockers for preventing surgery-related mortality and morbidity. Cocrane Database Syst Rev. 2014; (9):CD004476.

14) Patorno E, Wang SV, Schneeweiss S, et al. Patterns of β-blocker initiation in patients undergoing intermediate to high-risk. Noncardiac Surgery Heart J. 2015; 170: 812-20.

15) Wang L, Wang H, Hou X. Short-term effects of preoperative beta-blocker use for isolated coronary artery bypass grafting: a systematic review and meta-analysis. J Thorac Cardiovasc Surg. 2018; 155: 620-9.

16) Schubert SA, Hawkins RB, Mehaffey JH, et al. Preoperative β-blocker use correlates with worse outcomes in patients undergoing aortic valve replacement. J Thorac Cardiovasc Surg. 2019; 158: 1589-97.

17) 2020年改訂版不整脈薬物治療ガイドライン. 2020. https://www.j-circ.or.jp/cms/wp-content/uploads/2020/04/JCS2020_Ono.pdf（2020年7月14日閲覧）

18) Sigurdsson MI, Longford NT, Heydarpour M, et al. Duration of postoperative atrial fibrillation after cardiac surgery is associated with worsened long-term survival. Ann Thorac Surg. 2016; 102: 2018-26.

19) Sakamoto A, Kitakaze M, Takamoto S, et al. Landiolol, an ultra-short-acting β1-blocker, more effectively terminates atrial fibrillation than diltiazem after open heart surgery: prospective, multicenter, randomized, open-label study（JL-KNIGHT study）. Circ J. 2012; 76: 1097-101.

20) Andrade JG, Macle L, Nattel S, et al. Contemporary atrial fibrillation man-

agement: a comparison of the current AHA/ACC/HRS, CCS, and ESC guidelines. Can J Cardiol. 2017; 33: 965-76.

21) 急性・慢性心不全診療ガイドライン（2017 年改訂版）. 2018. https://www. j-circ.or.jp/old/guideline/pdf/JCS2017_tsutsui_h.pdf（2020 年 7 月 14 日閲覧）

22) Sezai A, Minami K, Nakai T, et al. Landiolol hydrochloride for prevention of atrial fibrillation after coronary artery bypass grafting: new evidence from the PASCAL trial. J Thorac Cardiovasc Surg. 2011; 141: 1478-87.

23) Yamada M, Takahashi S, Yamashita S, et al. Landiolol hydrochloride to successfully treat refractory ventricular arrhythmia during weaning from cardiopulmonary bypass. J Clin Anesth. 2018; 51:125-6.

24) Ikeda T, Shiga T, Shimizu W, et al. Efficacy and safety of the ultra-short-acting β1-selective blocker landiolol in patients with recurrent hemodynamically unstable ventricular tachyarrhymias – outcomes of J-Land II Study. Circ J. 2019; 83: 1456-62.

25) Morelli A, Ertmer C, Westphal M, et al. Effect of heart rate control with esmolol on hemodynamic and clinical outcomes in patients with septic shock: a randomized clinical trial. JAMA. 2013; 310: 1683-91.

26) Yamakage M, Iwasaki S, Jeong SW, et al. Beta-1 selective adrenergic antagonist landiolol and esmolol can be safely used in patients with airway hyperreactivity. Heart Lung. 2009; 38: 48-55.

27) Lee M, Kwon T, Kim S, et al. Comparative evaluation of the effect of remifentanil and 2 different doses of esmolol on pain during propofol injection: a double-blind, randomized clinical consort study. Medicine（Baltimore）. 2017; 96(10): e6288.

28) Gelineau AM, King MR, Ladha KS, et al. Intraoperative esmolol as an adjunct for perioperative opioid and postoperative pain reduction: a systematic review, meta-analysis, and meta-regression. Anesth Analg. 2018; 126: 1035-49.

29) Zhou L, Li Y, Li X, et al. Propranolol attenuates surgical stress-induced elevation of the regulatory T cell response in patients undergoing radical mastectomy. J Immunol. 2016; 196: 3460-9.

〈髙橋伸二〉

5 心臓血管麻酔導入時の鎮静薬

> **▶Positive list**

☑添付文書通りの使用は循環動態に悪影響を及ぼす.
☑麻薬併用による相加・相乗効果は, 鎮静薬の必要量を減少させる.
☑心臓血管手術は術中覚醒が多いとされるが, ミダゾラムはその発生率を減少させる.
☑導入時のケタミン併用は, 抗炎症効果により術後せん妄を予防し得る可能性がある.

> **▶Negative list**

☑心臓血管麻酔の導入において, 鎮静薬の使用法に関する明らかなエビデンスは存在しない.
☑静脈麻酔薬主体の導入や維持は, 術中覚醒の発生率を上昇させる.
☑薬剤による臨床上の差は明らかでなく, 慣れている薬剤の選択が安全とされている.

導入時の薬剤選択

　心臓血管麻酔の導入時に使用する薬剤はいくつかあり, その薬剤使用による循環動態への影響は明らかになっている 表1. しかし, どの薬剤を用いて導入するかは麻酔科医個人の薬剤への慣れの程度や, 施設の慣習によってばらつきがあるのが現状である. ある一定の目的を達することができるのならば, どれを用いても問題はない. では導入時の鎮静に求められ

表1 導入に用いる鎮静薬と循環動態の変化

	プロポフォール (%)	ミダゾラム (%)	ケタミン (%)	チオペンタール (%)
心拍数	−6〜+12	−14〜+21	0〜+59	0〜+36
平均血圧	−47〜0	−12〜−26	0〜+40	−18〜+8
体血管抵抗	−9〜−25	−20〜0	0〜+33	0〜+19
肺動脈圧	−4〜+8	変化なし	+44〜+48	変化なし
肺血管抵抗	−	変化なし	0〜+33	変化なし
心係数	−6〜−26	−25〜0	0〜+42	0〜+24
一回心拍出量	−8〜−18	−18〜0	−21〜0	−12〜−35

Lester L, et al. In: Kaplan's Cardiac Anesthesia. 7th edition. Elsevier; 2017. p.247-91 [15] より改変.

ることは何か. 一つは安全性, 次に十分な麻酔深度であろう.

　心臓血管麻酔における導入時の循環動態の変動を最小限にするために, 使用する薬剤も必要最少量を求められる. それを支える理論として, 鎮静薬とオピオイド間の「相加作用（additivity）」と「相乗作用（synergy）」がある [1]. これに基づき, オピオイドを併用することで鎮静薬の必要量を減らし, 循環動態への影響を可能な限り少なくしている.

　必要最小限の鎮静薬使用により懸念されるのが術中覚醒である. 一般的に, 静脈麻酔薬主体の麻酔管理では術中覚醒の発生率を上げるとされている. 術中覚醒の発生頻度は, 非心臓手術においては 0.1〜1％程度とされているが [2-4], 循環動態への影響を懸念して鎮静量を可能な限り少なくする心臓血管手術において, その発生頻度は 3〜23％と圧倒的に多くなる [4-6]. 術中覚醒は致死的な合併症ではないものの, 心的外傷後ストレス障害（post-traumatic stress disorder: PTSD）の原因となる可能性があり, 決して看過できるものではなく, その予防に努める必要がある. 導入時にミダゾラムを使用することで術中覚醒の発生率を他手術と同等程度まで抑えることが可能であった, という報告もある [7]. そのため, 循環動態に不安がある高齢者に対してプロポフォールを target control infusion（TCI）で低い血中濃度を目標に投与する場合も, ミダゾラムを併用することは術中

覚醒の予防という観点で有効であると言える．また，脂質異常症を併存症として持つ患者は，心臓血管手術において術中覚醒の発生率が有意に低かったとの報告もあり[8]，bispectral index score（BIS）を参考にしつつ，その患者に応じた鎮静管理を行っていく必要がある．

鎮静薬による患者予後への影響

　心臓血管手術において，麻酔薬そのものでアウトカムの改善を見込めるものは少ない．術中・術後のデクスメデトミジン使用による術後せん妄の発生率低下や，先に挙げたミダゾラム使用による術中覚醒発生率の低下は報告されているものの，導入薬の患者予後への影響を示したものはこれまで少なかった．しかし，ここ数年でケタミンについての新しい知見が報告されるようになった．ケタミンは，カテコラミン作用の増強や心筋細胞への直接的な強心作用によって，健康成人の心拍出量を40〜50％増加させるとされており[9-11]，循環動態の不安定さが懸念されるケースに用いられることが多い．ただし，これはあくまで健康成人に対する効果であり，実際の患者に対する麻酔導入の際は，一回心拍出量が有意に減少したとの報告もあり[12]，ケタミンの循環動態への影響は定まっていないのが現状である．

　しかし近年，ケタミンの抗炎症作用が注目されている．麻酔導入時にケタミンを0.5 mg/kg投与すると，術後1日におけるせん妄発症率が減少したとの報告があり[13]，麻酔導入時のみの投与でも炎症性サイトカインの抑制を介して，術後のアウトカムに寄与できる可能性が見出された．さらに，導入から維持までケタミンを持続投与することで，カテコラミン必要量や術中・術後における心筋傷害を減少させることが報告されている[14]．

　デクスメデトミジン投与による臓器保護効果や術後せん妄の減少をはじめとして，心臓血管麻酔において鎮静薬の選択，使い方が患者予後に影響を与え得るということが明らかになってきた．循環動態への影響や施設の慣習のみを考慮して鎮静薬を選択するのではなく，術後のアウトカム改善を意識しながら麻酔の導入を行う必要が出てきたと言える．今後のさらなるエビデンス蓄積が期待される．

コラム 期待の新薬レミマゾラム

　心臓血管麻酔に限らず，麻酔導入時に鎮静薬をどう使用するかは各施設，麻酔科医の差が出るところではあるが，薬剤自体はここ 20 年以上変わりないのが実情である．しかし，2020 年，ついに麻酔導入時に使用可能な新しい静脈麻酔薬である，レミマゾラムが世界に先駆けて本邦で市販される．レミマゾラムはミダゾラムと同様に GABA_A 受容体作動薬であり，ベンゾジアゼピン系薬物に分類される．レミマゾラムの特徴として，プロポフォールと比較して分布容積が非常に小さく，カルボキシルエステラーゼで分解された後も代謝産物には活性がないため，肝腎機能に左右されない短い半減期を有する理想の薬物と言える．また，第 II・第 III 相臨床試験では，プロポフォールと比較して血圧低下は少なく，投与時の血管痛もないことから，心臓血管手術症例をはじめとする循環動態の不安定な症例に対する導入薬として期待されている．

■参考文献

1) Hendrickx JF, Eger EI 2nd, Sonner JM, et al. Is synergy the rule? A review of anesthetic interactions producing hypnosis and immobility. Anesth Analg. 2008; 107: 494-506.
2) Myles PS, Williams DL, Hendrata M, et al. Patient satisfaction after anaesthesia and surgery: results of a prospective survey of 10,811 patients. Br J Anaesth. 2000; 84: 6-10.
3) Akavipat P, Sookplung P, Premsamran P, et al. The Thai anesthesia incident monitoring study (Thai AIMS): an analysis of 21 awareness events. J Med Assoc Thai. 2009; 92: 335-41.
4) Xu L, Wu AS, Yue Y. The incidence intra-operative awareness during general anesthesia in China: a multi-center observational study. Acta Anaesthesiol Scand. 2009; 53; 873-82.
5) Wang Y, Yue Y, Sun YH, et al. Investigation and analysis of incidence of awareness in patients undergoing cardiac surgery in Beijing, China. Chin Med J (Eng). 2005; 118: 1190-4.
6) Wang Q, Wang Z, Hao Z, et al. The occurrence of intraoperative awareness in cardiac surgery. Chinese J Anesth. 2013; 33: 1407-8.
7) Dawson PJ, Bjorksten AR, Blake DW, et al. The effects of cardiopulmonary

bypass on total and unbound plasma concentrations of propofol and midazolam. J Cardiothorac Vasc Anesth. 1997; 11: 556-61.

8) Zheng Q, Wang Q, Wu C, et al. Is hyperlipidemia potential protective factor against intraoperative awareness in cardiac surgery? J Cardiothorac Surg. 2016; 11: 60.

9) Sigtermans M, Dahan A, Mooren R, et al. S(+)-ketamine effect on experimental pain and cardiac output: a population pharmacokinetic-pharmacodynamic modeling study in healthy volunteers. Anesthesiology. 2009; 111: 892-903.

10) Gelissen HP, Epema AH, Henning RH, et al. Inotropic effects of propofol, thiopental, midazolam, etomidate, and ketamine on isolated human atrial muscle. Anesthesiology. 1996; 84: 397-403.

11) Hanouz JL, Persehaye E, Zhu L, et al. The inotropic and lusitropic effects of ketamine in isolated human atrial myocardium: the effect of adrenoceptor blockade. Anesth Analg. 2004; 99: 1689-95.

12) Marlow R, Reich DL, Neustein S, et al. Haemodynamic response to induction of anaesthesia with ketamine/midazolam. Can J Anaesth. 1991; 38: 844-8.

13) Hudetz JA, Iqbal Z, Gandhi SD, et al. Ketamine attenuates post-operative cognitive dysfunction after cardiac surgery. Acta Anaesthesiol Scand. 2009; 53: 864-72.

14) Lester L, Mitter N, Berkowitz DE, et al. Pharmacology of anesthetic drug. In: Kaplan JA, Augoustides JG, Manecke GR, et al, editors. Kaplan's Cardiac Anesthesia. 7th edition. Elsevier; 2017. p.247-91.

〈西原教晃〉

6 術中鎮痛：
フェンタニル or レミフェンタニル？

> **Positive list**

☑ 基礎実験・臨床研究ではオピオイドの心筋保護効果は証明されている.
☑ レミフェンタニル投与により胸骨閉鎖後の疼痛が遷延する.
☑ レミフェンタニルに直接的な負の変力作用はない.

> **Negative list**

☑ 心臓手術におけるオピオイドの心筋保護法は確立されていない.
☑ CABG のファストトラック麻酔管理において, レミフェンタニルとフェンタニルによる術後回復の差はない.
☑ 本邦の心臓麻酔でレミフェンタニル・フェンタニルのコスト削減効果は不明である.

　レミフェンタニルは, 2007 年 1 月に本邦では約 35 年ぶりに全身麻酔に投与可能な新たなオピオイドとして販売開始された. 13 年が経過し全身麻酔では最も汎用される薬剤となったが, 心臓麻酔においてはどうであろうか. フェンタニルとレミフェンタニル, この 2 つのオピオイドの実臨床的・学術的な立ち位置を俯瞰しよう.

ファストトラック麻酔管理
　心臓麻酔におけるレミフェンタニルとフェンタニルを評価するための比

表1 レミフェンタニルとフェンタニルの心臓麻酔における比較がなされた研究

発表年	文献	著者	研究デザイン	レミフェンタニル (N)	フェンタニル (N)	術式
2001	2)	Howie, et al.	RCT	150	154	CABG
2001	3)	Möllhoff, et al.	RCT	148	149	CABG
2002	1)	Myles, et al.	RCT	29	55	CABG

RCT: randomized controlled trial, CABG: coronary artery bypass graft.

較的大規模な無作為化比較試験（RCT）研究が欧米ではすでに多く存在する表1.

Myles ら[1] は，心臓手術における血圧制御効果をレミフェンタニルとフェンタニルの RCT で比較した．レミフェンタニル群（0.83 μg/kg/min），少量フェンタニル群（12 μg/kg）および中等量フェンタニル群（24 μg/kg）で比較すると，少量フェンタニル群で抜管が最も早かったと報告している．Howie ら[2] および Möllhoff ら[3] の報告では，集中治療室（ICU）滞在および入院期間にレミフェンタニル群とフェンタニル群で差はなく，抜管時間はむしろレミフェンタニル群で有意に遷延していた．Greco ら[4] の心臓周術期に関するメタ解析では，レミフェンタニル使用は，フェンタニルに比し，人工呼吸および入院期間を有意に短縮した図1. Rong ら[5] のメタ解析では，短時間作用型・長時間作用型オピオイドのそれぞれに投与量のカットオフ値を設定し，オピオイド投与量の高低で比較をし，投与量の高低が ICU 滞在期間に影響しないことを示し，高用量の合併症などの観点から低用量オピオイドによる管理を推奨した．同研究において多変量メタ回帰分析により，短時間作用型オピオイドは，長時間作用型オピオイドに比べて ICU 滞在期間を短縮させると報告した．

心臓麻酔のファストトラック管理においてレミフェンタニルとフェンタニルは報告によって優劣が異なり，どちらが適しているかは未だ立証されていないと言える．

循環動態の安定

心臓手術患者は循環変動に対する許容範囲が狭いため，種々の外科的手

人工呼吸期間(分)

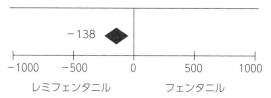

図1 心臓麻酔の術後経過におけるレミフェンタニルのフェンタニルに対する比較

入院期間(日)

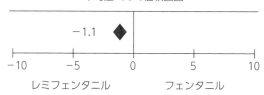

図1 心臓麻酔の術後経過におけるレミフェンタニルのフェンタニルに対する比較

Greco M, et al. J Cardiothorac Vasc Anesth. 2012; 26: 110-6[4] より改変.

技からのストレスを緩衝し最小限にする必要がある．Myles ら[1] の心臓手術におけるレミフェンタニルとフェンタニルの RCT では，レミフェンタニル群で侵害刺激などストレスによる血圧上昇は抑制されたが低血圧になりやすく，フェンタニル群では，ストレスに反応して高血圧となる傾向があった．冠動脈バイパス術（coronary artery bypass grafting：CABG）患者の手術侵襲時では，血圧上昇ののべ回数がレミフェンタニル使用によりフェンタニル使用時より有意に少なく（Howie ら[2]），フェンタニル単独使用では血圧上昇ののべ回数とそれに伴う介入頻度が有意に高値であった（Möllhoff ら[3]）．

　これらの研究結果から，フェンタニルボーラス投与のみに頼った心臓麻酔では手術侵襲によるストレス反応を十分抑制できない一方で，レミフェンタニル持続投与による麻酔ではストレス反応が緩徐になるが，低血圧の頻度が高くなると考えられる．Steinlechner ら[6] によれば心臓手術での胸

骨切開までストレス反応を抑制し低血圧を惹起しないレミフェンタニル投与量は，0.3〜0.4 μg/kg/min とされる．

　レミフェンタニルによる血圧低下の原因を検討したいくつかの研究がある．Ouattara ら[7] は，植込み型補助人工心臓を有する患者において，レミフェンタニルが投与量依存的に体血管抵抗と体血圧を低下させることを示した．Duman ら[8] は，摘出した心不全患者の心筋の収縮力がレミフェンタニルの投与によって低下しないこと，ならびに摘出したヒトの大伏在静脈がレミフェンタニルによって投与量依存性に弛緩することを示した．自発呼吸下の全身麻酔導入前の成人において，術前絶飲時間の維持水分量の半分を投与してレミフェンタニルを目標血中濃度 2 ng/mL で投与し，平均血圧・心拍数に変化がなく左室収縮能・拡張能も変化がなかったと Bolliger ら[9] は報告した．Fujii ら[10] の報告では，レミフェンタニルはヒト，ブタで洞結節，房室結節の自動能を抑制することで徐脈を惹起した．

　以上より，レミフェンタニル投与による血圧低下は，心臓に対する負の変力作用によるものではなく，血管拡張作用と負の変時作用によると推察される．

心筋保護効果

　オピオイドの心筋保護作用はすでに明らかにされており総説も散見される[11-13]．オピオイドの心筋保護作用は，心筋細胞にあるオピオイド受容体を介する．レミフェンタニルとフェンタニルともに μ 受容体への親和性が高いが，これまでの基礎研究で κ・δ 受容体を介する心筋保護効果は多く報告されてきたが，μ 受容体を介する報告は乏しかった．He ら[14] は，薬物障害性ならびに虚血性の心不全を惹起させたラットの心筋に μ 受容体の発現が誘導されること，ならびにレミフェンタニルが μ 受容体を介して心筋保護効果を呈することを示した 図2．

　臨床研究では，モルヒネの心筋保護効果を示したものが多いが，Wong ら[15] の RCT（総数 40 人）ではレミフェンタニル群（0.5 μg/kg/min）とフェンタニル群（25 μg/kg）で CABG 後の心筋傷害を比較し，術後クレアチニンキナーゼ（CKMB）および心筋トロポニン（cTnI）値は，レミフェンタニル群で有意に低値であった．術後 1 日目 cTnI 低値は CABG 後の長

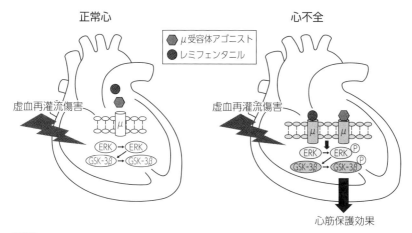

図2 オピオイドμ受容体を介した心筋保護効果

心不全の心筋細胞にはμオピオイド受容体の発現が増強し，アゴニストならびにレミフェンタニルの結合により ERK，GSK-3β を介して心筋保護効果が生じる.
ERK：extracellular signal regulated kinase，GSK-3β：glycogen synthase kinase.
He SF, et al. Br J Anaesthe. 2018; 121: 26-37[14] より改変.

期予後予測因子という報告[16] もあり，このことはレミフェンタニルが CABG 後の生命予後に寄与する可能性を示唆するものと考えられる．一方，Myles ら[1] および Howie ら[2] の報告では，対象患者数はそれぞれ総数 300 人だが，心筋保護に関する検討でレミフェンタニルとフェンタニルに差を認めていない．μ受容体への親和性がレミフェンタニルと同程度のフェンタニルにも心筋保護効果はあると推察されるため，この 2 剤の心筋保護効果の優劣が報告によって異なるのは投与法が異なる（レミフェンタニル：持続投与，フェンタニル：間欠的投与）ためかもしれない．これらの臨床研究はオピオイドの非投与群がないことにも留意すべきであろう．現時点で，心臓手術におけるレミフェンタニルとフェンタニルの心筋保護作用はあると考えてよいが，心筋保護作用を有効に発現するための周術期オピオイド投与法ならびに量は確立されていない.

術後疼痛

van Gulik ら[17] の報告では，レミフェンタニル使用は胸骨切開後から 1

年後の遷延性疼痛の独立した要因となった（レミフェンタニルの術中使用：オッズ比 8.93）．さらに，投与量依存性に遷延性疼痛が発症した（レミフェンタニルの術中使用：0〜1.7 mg 未満 オッズ比 3.07，1.7 mg 以上 オッズ比 6.48）．De Hoogd ら[18] は，レミフェンタニル持続投与群（30 人）とフェンタニル間欠的投与群（30 人）による心臓手術後の RCT で，24 時間後・48 時間後の術後オピオイド使用量がレミフェンタニル持続投与群で有意に多く，3 カ月後の胸部の遷延性疼痛を呈した患者の割合がレミフェンタニル持続投与群で有意に高かったと報告した（レミフェンタニル持続投与群：51% vs フェンタニル間欠的投与群：33%）．しかし，この研究では 6 カ月後・1 年後では両群に差はなかった．心臓手術後の遷延性疼痛を防止するためにもレミフェンタニルを術中不要に高用量投与することは勧められない．

医療費削減

　心臓麻酔費用をレミフェンタニルあるいはフェンタニル使用で比較した場合，ICU 滞在および入院期間の差がないことから[2, 3]，入院費にも差が発生しないと推測される．Myles ら[1] の報告においては，麻薬を含む麻酔薬にかかる費用が，レミフェンタニル群で有意に高額となった．また，

コラム　麻酔導入時のレミフェンタニルの至適（私的？）投与量

　添付文書に，麻酔導入には通常 0.5 μg/kg/min で投与と書いてあるが，当院では通常 1 μg/kg/min で投与している．気管挿管時に強い刺激が予想される時の投与量である．意識下の投与であれば，血圧・心拍数が大きく変動することはない．このあとに投与する全身麻酔薬は減量する．当院のレジデントが年間 15 人ほど 4 カ月間麻酔科研修にきて，すべからくこの麻酔導入をする．その中で麻酔科医になるものがときどきいる．残念ながら当院の麻酔科に残らず他院に異動するものがいる．そこで上記の投与法を披露して指導医にひどく叱責されたという話を聞くことがある．本邦発売から 13 年が経過し，レミフェンタニルは少なめに投与が一般的となったのか?!

JCOPY 498-05546

Engoren ら[19] は，心臓手術に使用した麻薬にかかる費用を計算したところ，レミフェンタニル使用によりフェンタニル使用時の数十倍のコスト増加となることを報告した．レミフェンタニル使用が，高額医療を増長する可能性を有すると考えられる．しかし，レミフェンタニル製剤におけるジェネリックの移行（アルチバ®静注用 5 mg/4,921 円/瓶からレミフェンタニル静注用 5 mg/2,521 円/瓶）によりコスト削減が進み，医療費増長に歯止めがかかる可能性も出てきた．

■参考文献

1) Myles PS, Hunt JO, Fletcher H, et al. Remifentanil, fentanyl, and cardiac surgery: a double-blinded, randomized, controlled trial of costs and outcomes. Anesth Analg. 2002; 95: 805-12.
2) Howie MB, Cheng D, Newman MF, et al. A randomized double-blinded multicenter comparison of remifentanil versus fentanyl when combined with isoflurane/propofol for early extubation in coronary artery bypass graft surgery. Anesth Analg. 2001; 92: 1084-93.
3) Möllhoff T, Herregods L, Moerman A, et al. Comparative efficacy and safety of remifentanil and fentanyl in 'fast track' coronary artery bypass graft surgery: a randomized, double-blind study. Br J Anaesth. 2001; 87: 718-26.
4) Greco M, Landoni G, Biondi-Zoccai G, et al. Remifentanil in cardiac surgery: a meta-analysis of randomized controlled trials. J Cardiothorac Vasc Anesth. 2012; 26: 110-6.
5) Rong LQ, Kamel MK, Rahouma M, et al. High-dose versus low-dose opioid anesthesia in adult cardiac surgery: a meta-analysis. J Clin Anesth. 2019; 57: 57-62.
6) Steinlechner B, Dworschak M, Birkenberg B, et al. Low-dose remifentanil to suppress haemodynamic responses to noxious stimuli in cardiac surgery: a dose-finding study. Br J Anaesth. 2007; 98: 598-603.
7) Ouattara A, Boccara G, Kockler U, et al. Remifentanil induces systemic arterial vasodilation in humans with a total artificial heart. Anesthesiology. 2004; 100: 602-7.
8) Duman A, Sahin SA, Atalik KE, et al. The in vitro effects of remifentanil and fentanyl on isolated human right atria and saphenous veins. J Cardiothorac Vasc Anesth. 2003; 17: 465-9.
9) Bolliger D, Seeberger MD, Kasper J, et al. Remifentanil does not impair left ventricular systolic and diastolic function in young healthy patients. Br J Anaesth. 2011; 106: 573-9.

10) Fujii K, Iranami H, Nakamura Y, et al. High-dose remifentanil suppresses sinoatrial conduction and sinus node automaticity in pediatric patients under propofol-based anesthesia. Anesth Analg. 2011; 112: 1169-73.

11) Ishii H. Cardioprotection with opioids--trusted old friends--clinical science. Curr Pharm Des. 2014; 20: 5794-8.

12) Tanaka K. Opioid induced cardioprotection. Curr Pharm Des. 2014; 20: 5696-705.

13) Headrick JP, See Hoe LE, Du Toit EF, et al. Opioid receptors and cardioprotection--'opioidergic conditioning' of the heart. Br J Pharmacol. 2015; 172: 2026-50.

14) He SF, Jin SY, Yang W, et al. Cardiac μ-opioid receptor contributes to opioid-induced cardioprotection in chronic heart failure. Br J Anaesth. 2018; 121: 26-37.

15) Wong GTC, Huang Z, Ji S, et al. Remifentanil reduces the release of biochemical markers of myocardial damage after coronay artery bypass surgery: a randomized trial. J Cardiothorac Vasc Anesth. 2010; 24: 790-6.

16) Muehlschlegel JD, Perry TE, Liu KY, et al. Troponin is superior to electrocardiogram and creatinine kinase MB for predicting clinically significant myocardial injury after coronary artery bypass grafting. Eur Heart J. 2009; 30: 1574-83.

17) van Gulik L, Ahlers SJ, van de Garde EM, et al. Remifentanil during cardiac surgery is associated with chronic thoracic pain 1 year after sternotomy. Br J Anaesth. 2012; 109: 616-22.

18) De Hoogd S, Ahlers SJGM, van Dongen EPA, et al. Randomized controlled trial on the influence of intraoperative remifentanil versus fentanyl on acute and chronic pain after cardiac surgery. Pain Practice. 2018; 18: 443-51.

19) Engoren M, Luther G, Fenn-Buderer N. A comparison of fentanyl, sufentanil, and remifentanil for fast-track cardiac anesthesia. Anesth Analg. 2001; 93: 859-64.

〈石井久成〉

7 吸入麻酔薬の心保護作用

> **Positive list**

☑冠動脈盗血現象を起こさない.
☑コンディショニング効果を有する.
☑心臓手術における周術期心筋傷害を軽減する.

> **Negative list**

☑非心臓手術における心保護作用は明らかでない.
☑加齢や糖尿病により心保護作用が減弱する.
☑静脈麻酔薬により心保護作用が減弱する.

冠循環に及ぼす影響

　アデノシンやジピリダモールは冠動脈狭窄により側副血行路に依存している心筋の灌流量を減少させる. これは**冠動脈盗血 (coronary steal) 現象**と呼ばれる. 特に細動脈レベルの細い血管に対する拡張作用の強い薬物で起こりやすく, 正常冠動脈の冠血管抵抗が減少し, 正常灌流領域への血流が増加するために, 狭窄冠動脈に対する灌流圧の低下とその末梢側への血流が減少する.

　吸入麻酔薬は冠動脈を直接拡張させる. 血管拡張の程度は心拍数, 前負荷, 後負荷および心筋酸素消費量に影響を受ける[1]. 吸入麻酔薬の冠拡張作用も冠動脈狭窄患者における冠動脈盗血現象を起こし得るが, セボフルランの冠動脈拡張作用はイソフルランやハロタンよりも弱い[2,3]. セボフル

ランおよびデスフルランといった現代の吸入麻酔薬は冠動脈盗血現象に起因する心筋酸素需給バランスの悪化を起こしがたい[4].

コンディショニング

虚血による心筋細胞壊死に対する根本的な治療は再灌流であるが，再灌流に伴う急激な再酸素化は再灌流傷害と呼ばれる心筋傷害を引き起こす．したがって，迅速な再灌流に加えて，**虚血再灌流傷害**を軽減するための戦略が必要となる．

1986 年に Murry ら[5] はイヌを用いた実験で，先行する短時間の虚血により虚血耐性が誘導され，後の長時間虚血において心筋梗塞サイズの縮小が得られる現象を，**虚血プレコンディショニング**（ischemic preconditioning）として報告した．虚血に先行する 5 分間 4 回の短時間虚血により，40分間の長時間虚血による心筋梗塞サイズが対照群の 25％に縮小する．また，再灌流時の短時間虚血により虚血再灌流傷害が軽減される現象は**ポストコンディショニング**（postconditioning）と呼ばれる．Zhao ら[6] はイヌの実験で，再灌流時に 30 秒間の冠動脈遮断と 30 秒間の再灌流を 3 回繰り返すことで，60 分の虚血による心筋梗塞サイズが有意に縮小することを示した．これらの内因性心保護作用を心臓手術に活用することが期待されたが，人為的な血流遮断の抱える倫理的問題のために，一般的な手術手技として普及するには至っていない[7].

吸入麻酔薬のコンディショニング効果

心筋虚血再灌流傷害に対する吸入麻酔薬の心保護作用に関する最初の報告は，1988 年の Warltier ら[8] によるイヌを用いた動物実験である．15 分間の虚血と 5 時間の再灌流で作成した気絶心筋による心筋収縮障害が，ハロタンあるいはイソフルランの存在下ではほぼ完全に回復することが示された．当時は，心保護作用におけるアデノシンや活性酸素種の関与は示唆されていたものの，コンディショニングとの関連では論じられてはいなかった．

吸入麻酔薬の心保護作用がコンディショニング効果として注目されるようになったのは，1996 年に Kersten ら[9] が気絶心筋に対するイソフルラン

JCOPY 498-05546

の心保護効果を報告した頃からである．この心保護作用には**アデノシン三リン酸感受性カリウム**（K$_{ATP}$）チャネルの活性化が大きく関与していることが注目を集めた．K$_{ATP}$ チャネルは虚血コンディショニングでも重要な役割を担っている．

　吸入麻酔薬の心保護作用は心筋梗塞の軽減にも有効である．Cope ら[10]はウサギを用いた実験で，虚血前に投与した吸入麻酔薬により心筋梗塞サイズが 25％以下に縮小することを報告した．これらの報告に続いて，セボフルランおよびデスフルランの心保護作用に関する基礎研究の成果も数多く報告されている[11-14]．

　吸入麻酔薬の心保護作用には複雑な細胞内機序が関与している[15, 16]．特にミトコンドリア機能が注目されており，**ミトコンドリア透過性遷移孔**，K$_{ATP}$ チャネル，活性酸素種，一酸化窒素合成酵素，プロテインキナーゼ C などの重要性を示す報告が多い 図1.

心臓手術における心保護作用

　吸入麻酔薬の心保護作用は**心臓手術**を対象とした臨床研究で数多く確認されている．De Hert ら[17] オンポンプ冠動脈バイパス術 320 症例を，セボフルラン麻酔群，デスフルラン麻酔群，プロポフォール麻酔群，ミダゾラム麻酔群に分け，麻酔薬の選択が術後経過に与える影響を検討した．集中治療室の滞在時間，在院日数，術後のトロポニン I 値は，静脈麻酔薬群よりも吸入麻酔薬群で有意に少なかった．また，人工心肺を用いない心臓手術においても，吸入麻酔薬の心保護作用が確認されている．Tempe らは[18]オフポンプ冠動脈バイパス術患者 45 名を対象に，イソフルランの心保護作用をプロポフォールと比較検討した．麻酔中の心係数はイソフルラン群のほうが高く，術後 6 時間後および 24 時間後のトロポニン T 値はプロポフォール群のほうが高かった．

　心臓手術における吸入麻酔薬の心保護作用は臨床研究をメタ解析したシステマティックレビューでも確認されている．Zangrillo ら[19] は成人心臓手術患者を対象とした 46 編の臨床研究（6,921 症例）で，吸入麻酔薬群のほうが静脈麻酔薬群よりも術後の死亡率が低い（オッズ比 0.50）ことを示した．Yu らは[20]冠動脈バイパス術に関する 32 編の臨床研究（2,841 症例）

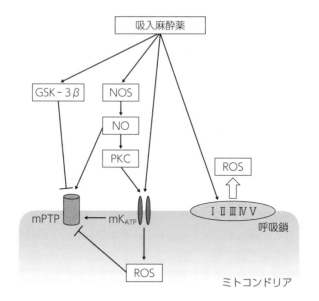

図 1　心保護作用の細胞内機序
吸入麻酔薬によるメディエーターの活性化はミトコンドリア透過
性遷移孔の開口を抑制することでミトコンドリア機能を維持し，
虚血再灌流傷害による心筋傷害を軽減する．GSK-3β：glycogen
synthase kinase，NOS：一酸化窒素合成酵素，NO：一酸化窒素，
PKC：プロテインキナーゼC，ROS：活性酸素種，mPTP：ミトコ
ンドリア透過性遷移孔，mKATP：ミトコンドリアアデノシン三リ
ン酸感受性カリウムチャネル．
Agarwal B, et al. Front Physiol. 2014; 5: 341 [15)] より改変．

を対象として，吸入麻酔薬は静脈麻酔薬よりも周術期死亡率を低下させ
（オッズ比 0.65），術後のトロポニン I を低下させる（オッズ比 0.15）こ
とを示した．Landoni ら [21)] は心臓手術に関する 38 編の無作為化比較試験
を対象として，全静脈麻酔よりも揮発性麻酔薬のほうが周術期死亡を減少
させることを明らかにした．

　一方，これらの報告を否定するような無作為化比較試験の結果も報告さ
れている．Landoni ら [22)] は 13 ヵ国 36 施設における 5,400 症例を対象と
し，冠動脈バイパス術後 1 年の生存率に与える麻酔薬の影響を検討した結
果，吸入麻酔薬群とプロポフォール群とで，術後 1 年および術後 30 日の
死亡率のいずれにも差を認めなかった．本研究では吸入麻酔薬とプロポ

JCOPY 498-05546

フォールの併用が禁じられておらず，心保護作用を有するとされるオピオイドの併用にも制限がなかったため，明確な結論を導くのは難しい．

非心臓手術における心保護作用

　非心臓手術における吸入麻酔薬の心保護作用は明らかではない．非心臓手術における心リスクはそれほど大きくなく，麻酔薬による明確な違いを示すことが難しいようである．Lindholm ら[23]は 193 名の待機的腹部大動脈手術患者を対象として，セボフルラン麻酔と全静脈麻酔で術後 1 日目のトロポニン T 値に差がないことを示している．ACC/AHA の非心臓手術患者の周術期心血管評価と管理に関するガイドライン[24]においても，麻酔薬の選択は非心臓手術における周術期心筋傷害に影響しないとされている．

　Uhlig ら[25]は 68 編の無作為化比較試験（7,104 症例）を対象としたシステマティックレビューにより，吸入麻酔薬と静脈麻酔薬が術後経過に与える影響を，心臓手術と非心臓手術に分けて検討した．心臓手術においては，吸入麻酔薬のほうで術後死亡率（オッズ比 0.55），呼吸器合併症（オッズ比 0.71）および他の合併症（オッズ比 0.74）が少なかった．しかし，非心臓手術では両群で差を認めなかった．

心保護作用を減弱させる患者因子

　高血糖や加齢は吸入麻酔薬の心保護作用を減弱させる．基礎研究からは多くの知見が得られているが，臨床研究の成果は十分には得られていない．

　高血糖が心保護作用を減弱させる機序として，活性酸素種の過剰産生，K_{ATP} チャネル，PI3-K，Akt，一酸化窒素，血管内皮型一酸化窒素合成酵素の不活性化，ミトコンドリア電子伝達系の変調などの関与が示されている[26-31]．

　加齢もまた心保護作用を減弱させる．加齢に伴う酸化ストレスの増加は，ミトコンドリア K_{ATP} チャネルの機能低下[32]，ミトコンドリアにおける活性酸素種の合成不全[33]，遺伝子発現の減少[34]などを引き起こす．

静脈麻酔薬の影響

　静脈麻酔薬の多くは吸入麻酔薬の心保護作用を阻害する．基礎研究では，

ミダゾラム，プロポフォール，ペントバルビタールなどが，吸入麻酔薬の心保護作用に関わる細胞内機序を阻害することが報告されている[35-37]．吸入麻酔薬と静脈麻酔薬の併用を禁じた臨床研究がある．Likhvantsev ら[38]は，868 名のオンポンプ冠動脈バイパス術を対象とした無作為化比較試験で，セボフルラン麻酔ではプロポフォール麻酔よりも在院日数が短縮し，心筋トロポニン T および N-terminal pro-brain natriuretic peptide の上昇が抑制され，術後 1 年の死亡率が低下することを示した．吸入麻酔薬の心保護作用を確実に発揮させるためには，静脈麻酔薬を併用しないことが重要である．

コラム　吸入麻酔薬と人工心肺回路

　人工心肺を用いる心臓手術では吸入麻酔薬の投与経路に工夫が必要である．大動脈遮断中は肺血流が停止するため，肺を介した投与ができない．人工心肺回路に組み込んだ気化器を用いて吸入麻酔薬を投与することは可能であるが，いくつかの問題がある．

　第 1 に，市販の気化器は麻酔システムあるいは人工呼吸器に装着して使用することを前提に医療機器として承認されている．第 2 に，人工心肺回路中の吸入麻酔薬濃度を測定するための機器が市販されていないため，投与濃度を正確には把握できない．

　吸入麻酔薬が心臓手術の成績向上に寄与できる環境を整備するには，これらの問題を解決し，安全な投与法を確立する必要がある．

■**参考文献**

1）Larach DR, Schuler HG. Direct vasodilation by sevoflurane, isoflurane, and halothane alters coronary flow reserve in the isolated rat heart. Anesthesiology. 1991; 75: 268-78.

2）Conzen PF, Vollmar B, Habazettl H, et al. Systemic and regional hemodynamics of isoflurane and sevoflurane in rats. Anesth Analg. 1992; 74: 79-88.

3）Crawford MW, Lerman J, Saldivia V, et al. Hemodynamic and organ blood flow response to halothane and sevoflurane anesthesia during spontaneous ventilation. Anesth Analg. 1992; 75: 1000-6.

4) Kersten JR, Brayer AP, Pagel PS, et al. Perfusion of ischemic myocardium during anesthesia with sevoflurane. Anesthesiology. 1994; 81: 995-1004.

5) Murry CE, Jennings RB, Reimer KA. Preconditioning with ischemia: a delay of lethal cell injury in ischemic myocardium. Circulation. 1986; 74: 1124-36.

6) Zhao ZQ, Corvera JS, Halkos ME, et al. Inhibition of myocardial injury by ischemic postconditioning during reperfusion: comparison with ischemic preconditioning. Am J Physiol Heart Circ Physiol. 2003; 285: H579-88.

7) Hausenloy DJ, Boston-Griffiths E, Yellon DM. Cardioprotection during cardiac surgery. Cardiovasc Res. 2012; 94: 253-65.

8) Warltier DC, Al-Wathiqui MH, Kampine JP, et al. Recovery of contractile function of stunned myocardium in chronically instrumented dogs is enhanced by halothane or isoflurane. Anesthesiology. 1988; 65: 552-65.

9) Kersten JR, Lowe D, Hettrick DA, et al. Glyburide, a KATP channel antagonist, attenuates the cardioprotective effects of isoflurane in stunned myocardium. Anesth Analg. 1996; 83: 27-33.

10) Cope DK, Impastato WK, Cohen MV, et al. Volatile anesthetics protect the ischemic rabbit myocardium from infarction. Anesthesiology. 1997; 86: 699-709.

11) Toller WG, Kersten JR, Pagel PS, et al. Sevoflurane reduces myocardial infarct size and decrease the time threshold for ischemic preconditioning in dogs. Anesthesiology. 1999; 91: 1437-46.

12) Hara T, Tomiyasu S, Cho S, et al. Sevoflurane protects stunned myocardium through activation of mitochondrial ATP-sensitive potassium channels. Anesth Analg. 2001; 92: 1139-45.

13) Toller WG, Gross ER, Kersten JR, et al. Sarcolemmal and mitochondrial adenosine triphosphate-dependent potassium channels: mechanism of desflurane-induced cardioprotection. Anesthesiology. 2000; 92: 1731-9.

14) Novalija E, Hogan QH, Kulier AH, et al. Effects of desflurane, sevoflurane and halothane on postinfarction spontaneous dysrhythmias in dogs. Acta Anaesthesiol Scand. 1998; 42: 353-7.

15) Agarwal B, Stowe DF, Dash RK, et al. Mitochondrial targets for volatile anesthetics against cardiac ischemia-reperfusion injury. Front Physiol. 2014; 5: 341.

16) Lemoine S, Tritapepe L, Hanouz JL, et al. The mechanisms of cardio-protective effects of desflurane and sevoflurane at the time of reperfusion: anaesthetic post-conditioning potentially translatable to humans? Br J Anaesth. 2016; 116: 456-75.

17) De Hert SG, Van der Linden PJ, Cromheecke S, et al. Choice of primary

anesthetic regimen can influence intensive care unit length of stay after coronary surgery with cardiopulmonary bypass. Anesthesiology. 2004; 101: 9-20.

18) Tempe D, Dutta D, Garg M, et al. Myocardial protection with isoflurane during off-pump coronary artery bypass grafting: a randomized trial. J Cardiothorac Vasc Anesth. 2011; 25: 59-65.

19) Zangrillo A, Musu M, Greco T, et al. Additive effect on survival of anaesthetic cardiac protection and remote ischemic preconditioning in cardiac surgery: a Bayesian network meta-analysis of randomized trials. PLoS One. 2015; 10: e0134264.

20) Yu CH, Beattie WS. The effects of volatile anesthetics on cardiac ischemic complications and mortality in CABG: a meta-analysis. Can J Anesth. 2006; 53: 906-18.

21) Landoni G, Greco T, Biondi-Zoccai G, et al. Anaesthetic drugs and survival: a Bayesian network meta-analysis of randomized trials in cardiac surgery. Br J Anaesth. 2013; 111: 886-96.

22) Landoni G, Lomivorotov VV, Nigro Neto C, et al. Volatile anesthetics versus total intravenous anesthesia for cardiac surgery. N Engl J Med. 2019; 380: 1214-25,

23) Lindholm EE, Aune E, Norén CB, et al. The anesthesia in abdominal aortic surgery (ABSENT) study: a prospective, randomized, controlled trial comparing troponin t release with fentanyl-sevoflurane and propofol-remifentanil anesthesia in major vascular surgery. Anesthesiology. 2013; 119: 802-12.

24) Fleisher LA, Fleischmann KE, Auerbach AD, et al. 2014 ACC/AHA guideline on perioperative cardiovascular evaluation and management of patients undergoing noncardiac surgery: executive summary: a report of the American College of Cardiology/American Heart Association Task Force on Practice Guidelines. Circulation. 2014; 130: 2215-45.

25) Uhlig C, Bluth T, Schwarz K, et al. Effects of volatile anesthetics on mortality and postoperative pulmonary and other complications in patients undergoing surgery: a systematic review and meta-analysis. Anesthesiology. 2016; 124: 1230-45.

26) Amour J, Brzezinska AK, Jager Z, et al. Hyperglycemia adversely modulates endothelial nitric oxide synthase during anesthetic preconditioning through tetrahydrobiopterin- and heat shock protein 90-mediated mechanisms. Anesthesiology. 2010; 112: 576-85.

27) Raphael J, Gozal Y, Navot N, et al. Hyperglycemia inhibits anesthetic-induced postconditioning in the rabbit heart via modulation of phosphatidylinositol-3-kinase/Akt and endothelial nitric oxide synthase signaling. J Car-

diovasc Pharmacol. 2010; 55: 348-57.

28) Raphael J, Gozal Y, Navot N, et al. Activation of adenosine triphosphate-regulated potassium channels during reperfusion restores isoflurane postconditioning-induced cardiac protection in acutely hyperglycemic rabbits. Anesthesiology. 2015; 122: 1299-311.

29) Drenger B, Ostrovsky IA, Barak M, et al. Diabetes blockade of sevoflurane postconditioning is not restored by insulin in the rat heart: phosphorylated signal transducer and activator of transcription 3- and phosphatidylinositol 3-kinase-mediated inhibition. Anesthesiology. 2011; 114: 1364-72.

30) Canfield SG, Zaja I, Godshaw B, et al. High glucose attenuates anesthetic cardioprotection in stem-cell-derived cardiomyocytes: the role of reactive oxygen species and mitochondrial fission. Anesth Analg. 2016; 122: 1269-79.

31) Ge ZD, Li Y, Qiao S, et al. Failure of isoflurane cardiac preconditioning in obese type 2 diabetic mice involves aberrant regulation of microRNA-21, endothelial nitric-oxide synthase, and mitochondrial complex I. Anesthesiology. 2018; 128: 117-29.

32) Mio Y, Bienengraeber MW, Marinovic J, et al. Age-related attenuation of isoflurane preconditioning in human atrial cardiomyocytes roles for mitochondrial respiration and sarcolemmal adenosine triphosphate-sensitive potassium channel activity. Anesthesiology. 2008; 108: 612-20.

33) Nguyen LT, Rebecchi MJ, Moore LC, et al. Attenuation of isoflurane-induced preconditioning and reactive oxygen species production in the senescent rat heart. Anesth Analg. 2008; 107: 776-82.

34) Liu L, Zhu J, Glass PSA, et al. Age-associated changes in cardiac gene expression after preconditioning. Anesthesiology. 2009; 111: 1052-64.

35) Rivo J, Raphael J, Drenger B, et al. Flumazenil mimics whereas midazolam abolishes ischemic preconditioning in a rabbit heart model of ischemia-reperfusion. Anesthesiology. 2006; 105: 65-71.

36) Kohro S, Hogan QH, Nakae Y, et al. Anesthetic effects on mitochondrial ATP-sensitive K channel. Anesthesiology. 2001; 95: 1435-40.

37) Zaugg M, Wang L, Zhang L, et al. Choice of anesthetic combination determines Ca^{2+} leak after ischemia-reperfusion injury in the working rat heart: favorable versus adverse combinations. Anesthesiology. 2012; 116: 648-57.

38) Likhvantsev VV, Landoni G, Levikov DI, et al. Sevoflurane versus total intravenous anesthesia for isolated coronary artery bypass surgery with cardiopulmonary bypass: a randomized trial. J Cardiothorac Vasc Anesth. 2016; l30: 1221-7.

〈原 哲也〉

8 デクスメデトミジン

➤Positive list

デクスメデトミジン（DEX）を鎮静薬として使用する

☑周術期に DEX を使用することにより，術後認知機能障害（POCD）の発生率を減少させることができる．

☑心臓手術における DEX の使用は，術後心房細動（POAF）の発生率を減少させる．

DEX を臓器保護薬として使用する

☑基礎研究において，DEX は心筋虚血/虚血再灌流傷害に対して心保護作用を発揮し，プレ・ポストコンディショニングともに有効であることが証明されている．

☑臨床での心臓手術においても，DEX は心保護作用を発揮することが報告されている．

➤Negative list

DEX を鎮静薬として使用する

☑循環動態に対する影響，とりわけ徐脈に対しては注意が必要である．

☑最適な DEX の投与量や投与タイミング，また，基礎疾患の有無や外科的侵襲の程度など，DEX が上記の効果を発揮することができるあるいはできない患者層については，明らかではない．

DEX を臓器保護薬として使用する

☑心臓手術において心保護作用を発揮する最適な投与タイミングや投与量は定かではない．

> ☑臨床現場において，DEX はどのような患者において心保護効果を発揮できる，あるいはできないのかについては明らかとなってはいない．

　近年，とりわけこの5年間で，基礎研究・臨床研究双方において，非常に多くのデクスメデトミジン（DEX）にまつわる研究が報告されており図1，DEX の有用性が報告されている疾患や臨床状況は多岐にわたる．ここでは主に，心臓血管麻酔に関連の強いいくつかの項目について，「鎮静薬としての DEX」と「臓器保護薬としての DEX」に分けて，デクスメデトミジンの展望について解説する．

DEX を鎮静薬として使用する

　DEX は，その少ない呼吸抑制作用などから，心臓手術などの術後鎮静薬として多用されている．心臓手術後の認知機能障害（POCD）はそれ自体が死亡率を上昇させる要因であり，その制御は昨今の周術期医療の大きな

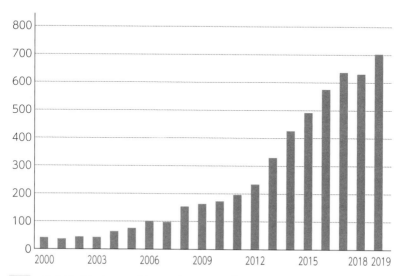

図1　PubMed において "dexmedetomidine" でヒットする論文数
最近5年程度で論文数は飛躍的に増加している．

課題の1つであるが，POCD 抑制のための薬理学的介入方法としては，DEX は最も多くの研究が報告されている薬剤の1つである[1]．これまでの無作為化比較試験を対象とした最近のメタ解析[2]により，周術期の DEX 使用は心臓手術後の POCD の発生率を有意に減少させることが示された．同研究では冠動脈バイパス術（coronary artery bypass grafting：CABG）においては統計学的有意差は認められなかったものの，CABG に対して解析された研究数はわずか2つであるため，その解釈には注意が必要である．有害事象としては，血圧には影響がなかったものの，DEX は徐脈の発生率を有意に増加させる結果が得られており，特に心臓手術における DEX 使用の重要な注意点である．また，外科手術全体を対象としたより大規模なメタ解析[3]によると，周術期の DEX 使用は POCD の発生頻度を外科手術全体において有意に減少させることが示されており，サブグループ解析では心臓手術，非心臓手術ともに DEX は有意に POCD の発生率を減少させた．また興味深いことに，DEX の POCD 抑制効果は，若年者，高齢者ともに有効であることも示されている．

　心臓手術後の心房細動（POAF）も心臓手術の予後を増悪させる因子として重要であるため，POAF の発生率を減少させるためにさまざまな研究が行われている．DEX の POAF 抑制効果についても複数の無作為化比較試験がなされており，13 の無作為化比較試験を対象とした最近のメタ解析[4]によると，周術期に DEX を使用することにより，心臓手術後の POAF が有意に抑制されることが示されている．また，心拍動下冠動脈バイパス術（OPCAB）を対象とした最近の二重盲検無作為化比較試験[5]では，術後鎮静薬としての DEX はプロポフォールと比較して，POAF の発生率を有意に減少させた．また，同研究では POAF は患者の術後の不安の程度と関連し，DEX はそうした不安を軽減することにより POAF を減少させる可能性が示されている．

　ここまで紹介したように，DEX の POCD や POAF に対する抑制効果が近年注目されているが，実際の使用にあたってはいくつかの注意点が存在する．まずは有害事象としての徐脈[2]に注意することが必要である．特に低心機能患者においては，過度の徐脈は心拍出量のさらなる低下を招くため，場合によっては危険な状況を招き得る．また，POCD や POAF の発生

を抑制するための最適な DEX の投与量は未だ明らかではない．本稿で紹介した文献中では，0.04〜1.5μg/kg/hr とさまざまな投与量で研究が行われており，さらに，初期投与（loading dose）を行っている研究も行っていない研究も混在する，鎮静効果は患者の反応を観察しながら投与量を調節すればよいが，POCD や POAF の抑制効果における至適な投与量の決定は容易ではない．また，当然のことながら DEX はすべての患者で POCDや POAF を抑制できるわけではなく，実際の臨床においてどのような患者には有効で，どのような患者には有効ではないのかについてもさらなる研究が必要である．

DEX を臓器保護薬として使用する

　ここでは鎮静薬としてではなく，DEX の臓器保護薬，特に心保護薬としての側面を紹介する．Okada らはラットの単離心を用いた虚血再灌流傷害の実験により，DEX を虚血前に投与することにより，自律神経とは無関係に直接的に心保護作用を発揮することを報告[6]し，以後同様の研究結果が

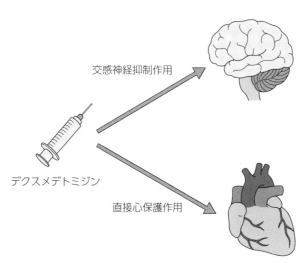

交感神経抑制作用

デクスメデトミジン

直接心保護作用

図2　デクスメデトミジンの心保護作用のイメージ
中枢神経を介する交感神経抑制作用に加えて，心臓に直接作用する心保護作用が注目されている．

多数報告されている 図2. さらに, DEX はプレコンディショニングに加えてポストコンディショニング効果も有することが報告[7]され, DEX による心保護作用の臨床応用が期待されている.

1,134 名の心臓手術患者を対象として傾向スコアマッチングを用いた後ろ向き研究[8]によると, 周術期に DEX が使用された患者は使用されなかった患者と比べると, 病院死亡率, 30 日死亡率, 1 年死亡率がすべて有意に改善された. その後, 心保護作用に注目したいくつかの前向き臨床研究が行われ, 複数の研究で, 心臓手術における DEX の心保護効果が報告されている. DEX の心保護作用における最初の臨床研究[9]でこそ有意差を見出せなかったが, 162 人の OPCAB 患者を対象とした前向き研究[10]では, DEX はコントロールの生理食塩水と比較して, 術後の血清心筋トロポニンの値を有意に減少させた. 60 人の成人心臓手術患者を対象とした二重盲検無作為化比較試験[11]では, 術中麻酔薬としてプロポフォール単剤と比較してプロポフォールに DEX を併用した群のほうが術後の血清心筋トロポニンの値が低値であった. さらに, 100 名の人工心肺を用いた弁膜症手術患者を対象とした二重盲検無作為化比較試験[12]では, DEX は生理食塩水と比較して有意に術後の心筋トロポニンの値を減少させた. この研究で興味深い点は, 人工心肺開始時に DEX の投与を終了している点である. これらの研究で用いられている DEX の使用量や投与タイミングは研究により異なるのが実情である.

ここまで DEX の心保護効果を紹介してきたが, 果たして DEX はすべての患者に対して心保護作用があるのだろうか. これまでに多くの薬剤が基礎研究で有効性が明らかにされてきたが, 臨床研究ではその有効性が示されない場合も散見される. それには多くの理由が考えられているが, その1つとして合併症による病的な心筋が臨床ではしばしば存在することが挙げられる. 例えば, 糖尿病や高血圧性肥大心筋では, 細胞内シグナル伝達経路に障害が生じており, 吸入麻酔薬による心保護効果が消失することが報告されている[13, 14]. 一方で, DEX は糖尿病や高血圧性肥大心筋においても心筋虚血に対して心保護効果を維持することが基礎研究で示されており[15, 16], このような病的心筋を有する患者におけるさらなる臨床研究が待たれる.

今後はさまざまな患者背景において DEX の投与量や投与タイミングを
詳細に検討したさらなる臨床研究やそのメタ解析が必要であり，そうした
研究結果はわれわれを心臓手術におけるより適切な DEX 使用へと導いて
くれるであろう．

コラム **DEX は魔法の薬！？**

　本稿では DEX の循環器系への作用を主に紹介してきたが，実は DEX は中
枢神経や腎，呼吸器，消化器などさまざまな臓器に対して，さまざまな疾患
に対する臓器保護効果を有するという報告が近年相次いでいる．論文を読ん
でいくうちに，DEX は単なる鎮静薬ではなく，何にでも効く「魔法の薬」の
ように感じられることもある．しかし，思考停止した安易な使用はするべき
ではない．筆者も心臓麻酔で DEX を好んで用いることが多いが，本稿で述べ
た注意点を含めて，改めて DEX を使う意義を認識し，未知である点にも自覚
的になって使用していきたいものである．

■参考文献

1) Pieri M, De Simone A, Rose S, et al. Trials focusing on prevention and treat-
ment of delirium after cardiac surgery: a systematic review of randomized
evidence. J Cardiothorac Vasc Anesth. 2020; 34: 1641-54.
2) Wu M, Liang Y, Dai Z, et al. Perioperative dexmedetomidine reduces delir-
ium after cardiac surgery: a meta-analysis of randomized controlled trials. J
Clin Anesth. 2018; 50: 33-42.
3) Duan X, Coburn M, Rossaint R, et al. Efficacy of perioperative dexmedeto-
midine on postoperative delirium: systematic review and meta-analysis
with trial sequential analysis of randomised controlled trials. Br J Anaesth.
2018; 121: 384-97.
4) Liu Y, Zhang L, Wang S, et al. Dexmedetomidine reduces atrial fibrillation
after adult cardiac surgery: a meta-analysis of randomized controlled trials.
Am J Cardiovasc Drugs. 2020; 20: 271-81.
5) Zi J, Fan Y, Dong C, et al. Anxiety administrated by dexmedetomidine to
prevent new-onset of postoperative atrial fibrillation in patients undergoing
off-pump coronary artery bypass graft. Int Heart J. 2020; 61: 263-72.
6) Okada H, Kurita T, Mochizuki T, et al. The cardioprotective effect of dexme-

detomidine on global ischaemia in isolated rat hearts. Resuscitation. 2007; 74: 538-45.

7）Bunte S, Behmenburg F, Majewski N, et al. Characteristics of dexmedetomidine postconditioning in the field of myocardial ischemia-reperfusion injury. Anesth Analg. 2020; 130: 90-8.

8）Ji F, Li Z, Nguyen H, et al. Perioperative dexmedetomidine improves outcomes of cardiac surgery. Circulation. 2013; 127: 1576-84.

9）Tosun Z, Baktir M, Kahraman HC, et al. Does dexmedetomidine provide cardioprotection in coronary artery bypass grafting with cardiopulmonary bypass? A pilot study. J Cardiothorac Vasc Anesth. 2013; 27: 710-5.

10）Ren J, Zhang H, Huang L, et al. Protective effect of dexmedetomidine in coronary artery bypass grafting surgery. Exp Ther Med. 2013; 6: 497-502.

11）Elgebaly AS, Fathy SM, Sallam AA, et al. Cardioprotective effects of propofol-dexmedetomidine in open-heart surgery: a prospective double-blind study. Ann Card Anaesth. 2020; 23: 134-41.

12）Zhou HM, Ling XY, Ni YJ, et al. Pre-cardiopulmonary bypass administration of dexmedetomidine decreases cardiac troponin I level following cardiac surgery with sevoflurane postconditioning. J Int Med Res. 2019; 47: 3623-35.

13）Ge ZD, Li Y, Qiao S, et al. Failure of isoflurane cardiac preconditioning in obese type 2 diabetic mice involves aberrant regulation of microRNA-21, endothelial nitric-oxide synthase, and mitochondrial complex I. Anesthesiology. 2018; 128: 117-29.

14）Ma L, Kong F, Ge H, et al. Ventricular hypertrophy blocked delayed anesthetic cardioprotection in rats by alteration of iNOS/COX-2 signaling. Sci Rep. 2014; 4: 7071.

15）Yoshikawa Y, Hirata N, Kawaguchi R, et al. Dexmedetomidine maintains its direct cardioprotective effect against ischemia/reperfusion injury in hypertensive hypertrophied myocardium. Anesth Analg. 2018; 126: 443-52.

16）Deng L, Chen H, Wei N, et al. The cardioprotective effect of dexmedetomidine on regional ischemia/reperfusion injury in type 2 diabetic rat hearts. Microvasc Res. 2019; 123: 1-6.

〈吉川裕介〉

麻酔管理

9 トラネキサム酸

> **Positive list**

☑トラネキサム酸は人工心肺の使用の有無にかかわらず，心臓手術における術後出血量，赤血球輸血リスク，輸血量を減少させる．
☑トラネキサム酸は周術期血栓性合併症頻度を増加させない．
☑人工心肺症例ではトラネキサム酸の抗炎症作用も期待される．

> **Negative list**

☑トラネキサム酸は用量依存性に術後の痙攣の発生頻度を上昇させる．
☑特に腎機能低下症例では投与量に注意を払う必要がある．
☑トラネキサム酸の止血効果を過度に期待せず，循環管理，凝固状態の管理，必要に応じた成分輸血など，止血のための麻酔管理に重点を置くべきである．

　心臓手術においては，患者自身が貧血や血小板機能低下など持ち合わせている症例や抗血栓薬，抗血小板薬を内服している症例が少なくない．また，心臓手術自体が心臓，大血管周囲の操作で出血しやすく，さらに術中に人工心肺（cardiopulmonary bypass：CPB）の使用，ヘパリンの投与なども加わり，周術期の止血管理に難渋することが多い．1990年代はプラスミンを阻害するセリンプロテアーゼ阻害剤であるアプロチニンが心臓手術周術期の出血量減少目的で使用されていたが，アプロチニンは周術期死亡

率，腎機能障害発生率が上がるとの報告が相次いだ．2008 年の BART 研究（Blood conservation using antifibrinolytics trial）[1] にて，トラネキサム酸（TXA）などの他のリジンアナログと比較しアプロチニンは腎機能を悪化させ，術後 30 日死亡率を上げると結論され，FDA の勧告を受けアプロチニンは市場から姿を消した．TXA は心臓手術に限らず整形外科や肝臓，泌尿器，口腔外科手術で輸血のリスクを減らすことが報告され，心臓手術において TXA は赤血球（RBC）輸血リスクを TXA 非投与群と比べ 35％減少させたと報告されている[2]．心臓外科領域における TXA 使用はアメリカ心臓血管麻酔学会[3]，欧州麻酔学会[4] においてエビデンスレベル A で強く推奨されており，現時点で TXA の位置づけはある程度確立されていると言ってよいであろう．TXA は心臓外科領域において非常に身近な薬剤ではあるが，以下に TXA を心臓手術に使用するにあたり，われわれが知っておくべき事項を解説する．

TXA の作用

　TXA は天然のリジンに類似した構造を有する合成プラスミン阻害剤である．TXA はプラスミノーゲンやプラスミンのリシン結合部位に結合し，プラスミンによるフィブリン分解を阻害することにより止血作用を示す 図1．TXA のプラスミノーゲンに対する親和性は，同じリジンアナログであるイプシロンアミノカプロン酸の 6〜10 倍高い[5]．TXA が線溶系を抑制するためには血中濃度 10 mg/L ほどが必要となり，一般的に健常成人に 1 g の TXA を静脈注射すると投与後おおよそ 6 時間までは血中濃度が 10 mg/L を超える．TXA の血中半減期は 1〜1.5 時間であり，投与後 3〜4 時間から腎排泄される[6]．

人工心肺心臓手術と TXA

　CPB を用いる症例では，血液の CPB 回路という異物に対する反応，血液希釈，血液の損傷から凝固系が活性化し，線溶系もそれに相応すべく活性化される．CPB 中，血管内皮細胞から t-PA（tissue plasminogen activator）が生理下の数倍レベルで放出，続いてプラスミノーゲン，プラスミンが産生され，線溶系が亢進する．人工心肺後も線溶系の亢進は続き，加

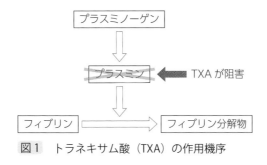

図1　トラネキサム酸（TXA）の作用機序

えてフィブリノーゲンの減少，血液希釈，また物理的刺激による血小板数の減少，血小板機能不全，凝固因子の希釈などが止血困難を助長する．また，プラスミンは血小板を刺激し血小板凝集を惹起するが TXA はこれを阻害し血小板機能を保つ[7]．さらに，TXA は抗炎症作用を持ち CPB 症例での IL-6 の産生を阻害し，術後の発熱，ノルアドレナリン使用を軽減することが報告されている[8]．1990 年代から TXA の CPB 心臓手術について現在までさまざまな報告があるが，その多くで TXA は線溶系の亢進を抑制することにより，CPB 症例で出血量，RBC 輸血量を減らし，また出血に伴う合併症である術後心タンポナーデの発生率を減少すると報告されている[9-11]．

心拍動下冠動脈バイパス術（OPCAB）においても出血量，輸血量を減らすか

　OPCAB では CPB を使用しないため，TXA の恩恵をさほど受けないと考えられるがどうであろうか．TXA は OPCAB においても出血量，RBC 輸血量を減少させる報告が多くなされ，3 つのメタ解析においてもそれは同様の結果であった[12-14]．Adler ら[12] は 8 個の研究をメタ解析し，TXA は術中の回収式自己血輸血装置の使用の有無にかかわらず RBC，新鮮凍結血漿（FFP）輸血のリスクを 53% 減少させ，また，TXA を使用した群での血栓性合併症（心筋梗塞，脳梗塞，肺梗塞）の増加は認めなかったと結論づけた．他の 2 つのメタ解析の結果も同様の結果で，TXA は OPCAB においても，RBC，FFP 輸血のリスクを減少し，術後出血量を減少させ，血栓性合

併症の発生頻度は非投与群と差がなかったと結論づけている．また，Guo ら[14] はメタ解析を施行し TXA は非投与群に比し OPCAB で 40%, on pump CABG で 29%輸血率を低下させ，両群で TXA の効果があったことを報告している．日常臨床においては OPCAB の止血に難渋する症例は少ないと考えられるが，それでも TXA は OPCAB においても出血量を減少させるようである．

TXA の至適投与量，至適投与形式，TXA の有害事象である痙攣

　TXA の投与量，方法，タイミングについては多くの報告がある．おそらく日本の施設でも，また各麻酔科医によっても，投与方法はさまざまであると考える．CPB を使用する心臓手術において TXA 10 mg/kg を 20 分間で投与し，その後 1 mg/kg/hr で投与すると CPB 中に TXA 血中濃度は 28〜31 mg/L で十分な治療域にあった[6]．

　TXA の投与法を考えるときに，TXA の有害事象としての痙攣について注意しなければならない．心臓外科領域に限らず TXA 投与後の痙攣については多く報告されている．TXA による痙攣の作用機序は GABA 受容体，グリシン受容体を抑制することにより神経興奮を惹起するためと考えられている[15]．Myles ら[11] は 4,662 名の冠動脈バイパス術（CABG）（95%で CPB 使用）において術後，TXA 群で有意に多くの患者で痙攣が発生し（TXA 群 0.7%，非投与群 0.1%，$P < 0.002$），出血量，輸血量は TXA 群で有意に減少したと報告した．また，Koster ら[16] は CPB を用いた心臓手術患者 4,883 例を後ろ向きに解析し，平均総量 24 mg/kg の TXA を投与した群において TXA 非投与群に比べ，痙攣発生リスク 1.703 倍，院内死亡率 1.89 倍であったと報告した．Sharma ら[17] は心臓手術後の痙攣に関して，11,592 人の手術患者を対象にした後ろ向き研究を行い，TXA 投与は術後痙攣の重要な危険因子であり（オッズ比: 14.3), 痙攣の発症時期の中央値は術後 7〜8 時間, 痙攣を起こした患者の院内死亡率は非痙攣患者の 2.5 倍であったと報告した．TXA は総量で 80 mg/kg を超えると痙攣を起こしやすく，腎機能低下も痙攣の危険因子であった．

　一般的に TXA による痙攣の危険因子は高齢，女性，開心術（CABG 以外），腎機能低下，低体温 CPB, 長時間手術が挙げられる[18, 19]．TXA の痙

攣は数分間持続する局所的もしくは全身的な痙攣で，TXA による痙攣の20％の患者がミオクローヌス様である．てんかん重積発作となることはない．術後 5～8 時間後，鎮静から覚醒途中に多く発生し，30～80％が 24～48 時間内に再発する．対処としては確立したものはないが，ベンゾジアゼピン系薬剤を投与するのが実際的である[18]．それでは至適 TXA 投与量はどのくらいだろうか．Hodgson ら[20]は心臓手術での TXA 投与量につきメタ解析を施行し，以下のように結論づけている．＞80 mg/kg の TXA 投与を高用量，＜50 mg/kg を低用量としたとき，高用量群で術後出血が少なく（590 mL vs 820 mL，P＝0.02），輸血量も減少し（2.5 units vs 4.1 units，P＝0.02），再開胸率も少なかった．しかしその一方で，術後痙攣も用量依存性に発生頻度が上昇した．この解析の中で彼らは出血のリスクの多い患者，手術では 30 mg/kg ボーラス＋16 mg/kg/hr 持続＋2 mg/kg CPB priming，出血のリスクの少ない患者，手術，腎機能の低下患者では 10 mg/kg ボーラス＋1 mg/kg/hr 持続＋1 mg/kg CPB priming を推奨している．

小児心臓手術と TXA

　小児心臓手術において一施設での研究では，TXA が術中出血量，輸血量を減少させたとの報告もあるが[21]，メタ解析では明らかな結論は出ていない．しかし，傾向として輸血量を減少させるようである[22]．おそらく，対象となる疾患が多岐にわたり，また，CPB 回路，患児背景の多様性から生じるデータのばらつきがその原因と考えられる．現在の時点では，必要に応じて中等度量の TXA を投与するのが適当であると考える．

　以上，心臓手術における TXA につき解説をした．TXA は成人心臓手術においては周術期の出血量，輸血必要量を減少する．しかしながら，TXA は出血に対して万能ではなく，あくまで主となる麻酔管理，すなわち，血行動態管理，凝固状態の管理，輸液輸血管理の付加的なものとして位置づけられると考える．

■参考文献

1) Fergusson DA, Hébert PC, Mazer CD, et al. A comparison of aprotinin and lysine analogues in high-risk cardiac surgery. N Engl J Med. 2008; 358: 2319-31.

2) Ker K, Edwards P, Perel P, et al. Effect of tranexamic acid on surgical bleeding: systematic review and cumulative meta-analysis. BMJ. 2012; 344: e3054.

3) Society of Thoracic Surgeons Blood Conservation Guideline Task Force. 2011 update to the Society of Thoracic Surgeons and the Society of Cardiovascular Anesthesiologists blood conservation clinical practice guidelines. Ann Thorac Surg. 2011; 91 :944-82.

4) Kozek-Langenecker SA, Ahmed AB, Afshari A, et al. Management of severe perioperative bleeding: guidelines from the European Society of Anaesthesiology: first update 2016. Eur J Anaesthesiol. 2017; 34: 332-95.

5) Dunn CJ, Goa KL. Tranexamic acid: a review of its use in surgery and other indications. Drugs. 1999; 57: 1005-32.

6) Fiechtner BK, Nuttall GA, Johnson ME, et al. Plasma tranexamic acid concentrations during cardiopulmonary bypass. Anesth Analg. 2001; 92: 1131-6.

7) Ng W, Jerath A, Wąsowicz M. Tranexamic acid : a clinical review. Anaesthesiol Intensive Ther. 2015; 47: 339-50.

8) Jiménez JJ, Iribarren JL, Brouard M. et al. Safety and effectiveness of two treatment regimes with tranexamic acid to minimize inflammatory response in elective cardiopulmonary bypass patients: a randomized double-blind, dose-dependent, phase IV clinical trial. J Cardiothorac Surg. 2011; 6: 138.

9) Katsaros D, Petricevic M, Snow NJ, et al. Tranexamic acid reduces postbypass blood use: a double-blinded, prospective, randomized study of 210 patients. Ann Thorac Surg. 1996; 61: 1131-5.

10) Spence J, Long S, Tidy A, et al. Tranexamic acid administration during on-pump cardiac surgery: a survey of current practices among Canadian anesthetists working in academic centers. Anesth Analg. 2017; 125: 1863-70.

11) Myles PS, Smith JA, Forbes A, et al. Tranexamic acid in patients undergoing coronary-artery surgery. N Engl J Med. 2017; 376: 136-48.

12) Adler Ma SC, Brindle W, Burton G, et al. Tranexamic acid is associated with less blood transfusion in off-pump coronary artery bypass graft surgery: a systematic review and meta-analysis. J Cardiothorac Vasc Anesth. 2011; 25: 26-35.

13) Dai Z, Chu H, Wang S, et al. The effect of tranexamic acid to reduce blood

loss and transfusion on off-pump coronary artery bypass surgery: a systematic review and cumulative meta-analysis. J Clin Anesth. 2018; 44: 23-31.
14) Guo J, Gao X, Ma Y, et al. Different dose regimes and administration methods of tranexamic acid in cardiac surgery: a meta-analysis of randomized trials. BMC Anesthesiol. 2019; 19: 129.
15) Lecker I, Wang DS, Romaschin AD, et al. Tranexamic acid concentrations associated with human seizures inhibit glycine receptors. J Clin Invest. 2012; 122: 4654-66.
16) Koster A, Börgermann J, Zittermann A, et al. Moderate dosage of tranexamic acid during cardiac surgery with cardiopulmonary bypass and convulsive seizures: incidence and clinical outcome. Br J Anaesth. 2013; 110: 34-40.
17) Sharma V, Katznelson R, Jerath A, et al. The association between tranexamic acid and convulsive seizures after cardiac surgery: a multivariate analysis in 11,529 patients. Anaesthesia. 2014; 69: 124-30.
18) Jerath A, Yang QJ, Pang KS, et al. Tranexamic acid dosing for cardiac surgical patients with chronic renal dysfunction: a new dosing regimen. Anesth Analg. 2018; 127: 1323-32.
19) Lecker I, Wang DS, Whissell PD, et al. Tranexamic acid-associated seizures: causes and treatment. Ann Neurol. 2016; 79: 18-26.
20) Hodgson S, Larvin JT, Dearman C. What dose of tranexamic acid is most effective and safe for adult patients undergoing cardiac surgery? Interact Cardiovasc Thorac Surg. 2015; 21: 384-8.
21) Giordano R, Palma G, Poli V, et al. Tranexamic acid therapy in pediatric cardiac surgery: a single-center study. Ann Thorac Surg. 2012; 94: 1302-6.
22) Faraoni D, Willems A, Melot C, et al. Efficacy of tranexamic acid in paediatric cardiac surgery: a systematic review and meta-analysis. Eur J Cardiothorac Surg. 2012; 42: 781-6.

〈池﨑弘文〉

10 区域麻酔と心臓血管麻酔

➤Positive list

☑心臓手術後の急性期痛に対して，肋間神経もしくは傍胸骨の区域麻酔が推奨されている．

☑区域麻酔は，胸腔切開術および乳がん切除術後の長期にわたる持続痛を減少させる．

➤Negative list

☑大部分の心臓血管手術における区域麻酔は，長期的な手術成績を改善しない．

☑心臓血管手術における区域麻酔は，重篤な合併症を引き起こす可能性がある．

周術期疼痛管理の変遷

　心臓手術後の疼痛は，不快なだけでなく交感神経活性化に伴う酸素需要の増大から心筋虚血のリスクを上昇させ，呼吸器合併症を引き起こすことが明らかにされている[1,2]．胸骨は脊髄神経前皮枝の支配を受け，胸骨正中切開は胸腔切開よりも疼痛は強くないと一般的に考えられていることもあり[3]，心臓手術の術後痛は過小評価され不適切に対応されてしまうことがある[1]．しかし，急性期の強い術後痛は慢性痛に移行するリスク因子であり，神経障害性疼痛の有病率は胸部および乳房手術後の持続的な術後疼痛患者で高いと報告されている[4]．心臓手術後の持続的な疼痛は術後6カ月

間に37%の患者にみられ，17%の患者では術後2年以上経過しても持続していたという報告もある[5]．小児でも胸骨正中切開術後の慢性疼痛は軽視すべきではない[6]．

オピオイドは心臓手術における鎮痛の主要な手段であり続けているが[7]，ファストトラックの概念やERAS（enhanced recovery after surgery）モデルが心臓手術に適用されるようになり，回復の質や慢性疼痛の予防など患者中心のアウトカムが重視されるようになると，呼吸抑制や術後嘔気嘔吐，オピオイド誘発性痛覚過敏，依存形成など高用量オピオイドの負の側面にも目が向けられるようになってきた[7]．このような背景から，心臓手術でもオピオイドのみに依存した疼痛管理から，区域麻酔を併用した**マルチモーダル（multimodal, 多様式の）鎮痛**による周術期疼痛管理へと変遷してきている[8]．

区域麻酔: 中枢から末梢へ

区域麻酔は胸腔切開術および乳がん切除術後の3カ月にわたる持続痛を減少させるが[1, 9]，心臓血管手術領域では未だ十分に検討されていないテーマである．その理由として，治療介入のタイミングが標準化されていないこと，疼痛評価の項目が多岐にわたり研究によって異なるため研究毎の比較が難しいことが挙げられる[10]．そのためエビデンスは質・量ともに不足しているが，区域麻酔の有用性を検討した研究は増加してきており，今後，長期的な効果に焦点を当てた研究の結果が待たれる．

心臓血管手術に対する神経幹麻酔（硬膜外麻酔・脊髄くも膜下麻酔）は数十年前から記述されており術後痛の改善や交感神経抑制によるストレス反応の抑制，呼吸器合併症・不整脈の罹患率低下などの利点がある[11]．胸部硬膜外麻酔は，開胸腹大動脈瘤手術で術後疼痛軽減に有効であり主要な術後合併症には影響を与えなかった[12]．しかし，心臓血管手術では抗血小板薬および抗凝固薬の使用率が高く，また術中ヘパリン化や大量出血による術後二次的な凝固障害を発症するリスクが高いため神経幹血腫に対する強い懸念がある[12-14]．その代替手段として超音波ガイド下末梢神経ブロックの有用性が報告されている．超音波ガイド下末梢神経ブロックは，胸部硬膜外麻酔と比べて血管穿刺・神経損傷・局所麻酔薬の血管内注入の発生

率が低く[15)], 安全性に優れている. 超音波ガイド下傍脊椎ブロック（paravertebral block: PVB）は胸部硬膜外麻酔と比較し安全かつ同程度の鎮痛効果があるとされている[16, 17)]. PVB の利点として低血圧・嘔気・尿閉が少ないことが挙げられる. 筋膜面ブロックに目を向けると PECS（pectoralis fascial blocks）は心臓手術における鎮痛作用が報告されており[18-20)], 前鋸筋面ブロック（serratus anterior plane block: SAPB）は MICS（minimally invasive cardiac surgery）での効果が報告されている[21)]. PECS および SAPB は肋間神経ブロックと比較して鎮痛の持続時間が長いという利点があり, 心臓手術においても有効性が期待される[22)]. 一方, 抗血小板薬または抗凝固薬を内服している患者では PECS 施行後に注射部位の血腫に注意が必要である. 脊柱起立筋面ブロック（erector spinae plane block: ESPB）は胸骨正中切開手術における安全性と鎮痛効果が示されているが[23)], 未だに明確な作用機序は明らかになっておらず, 効果の及ぶ範囲は研究によって異なっている. これらの筋膜面ブロックの特徴は, 神経幹麻酔と比較して致命的な神経障害の可能性が低く超音波ガイド下での薬液投与が容易であること, 神経刺激装置を必要としないこと, 全身麻酔下に施行できることである. 一方, 注意すべき事項として血管穿刺・気胸の他に, 両側神経ブロックの場合は薬剤用量過剰による局所麻酔中毒に注意が必要である.

傍胸骨肋間神経ブロック（parasternal intercostal nerve block: PSIB）と胸横筋膜面ブロック（thoracic transversus muscle plane block: TTPB）はともに肋間神経前皮枝に作用し[24)], PSIB は成人および小児の無作為化比較試験で有効性が示されている[25, 26)]. システマティックレビューで, 心臓手術直後の疼痛に対して肋間神経もしくは傍胸骨の区域麻酔が推奨されているが[27)], TTPB はより深部の手技であり内胸動静脈および胸膜の損傷に注意する必要がある.

それぞれの区域麻酔手技の特徴をまとめた 表1 図1. 適応は患者要因, 外科要因, 麻酔科要因を十分に考慮し症例毎に決定することが肝要である.

開胸腹大動脈手術は全身麻酔下に施行されることが多いが, 鼠径部からアクセスする血管内手技では局所麻酔（＋鎮静）が有効な選択肢となっている[28)]. 局所麻酔を用いた選択的 EVAR（endovascular aortic repair)/

JCOPY 498-05546

表1 心臓手術患者における局所麻酔の利点と危険性

	利点	危険性
神経幹ブロック (胸部硬膜外, 脊髄くも膜下麻酔)	オピオイド必要量↓　疼痛スコア↓ 呼吸器合併症↓　心血管イベント↓ 腎不全↓　感染率↓　ICU滞在期間↓	血腫形成 感染 低血圧
末梢神経ブロック (PECS, SAPB, ESPB)	血行動態の安定 オピオイド必要量↓ 咳嗽時の疼痛抑制	血腫形成
傍脊椎ブロック	血行動態の安定 胸部硬膜外と比べて嘔気・尿閉↓	血腫形成 気胸

Liu H, et al. Best Pract Res Clin Anaethesiol. 2019; 33: 387-406[13] より改変.

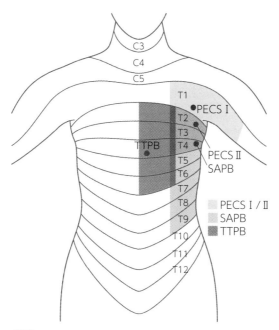

図1 胸壁の解剖, デルマトームおよび区域麻酔の
穿刺点と予想される感覚遮断領域

Mittnacht AJC, et al. Cardiothorac Vasc Anesth. 2019; 33:
532-46[24] より改変.

TEVAR（thoracic endovascular aortic repair）は，ICU や入院期間の短縮[28]，呼吸器合併症・術後オピオイド必要量の減少[29]，術後疼痛の軽減[30] などの利点がある．TAVI（transcatheter aortic valve implantation，経カテーテル大動脈弁留置術）を局所麻酔・鎮静下で行うことは，30 日死亡率の低下・手技時間の短縮・ICU/全入院日数の短縮・強心薬必要量の減少と関連することが示されている[31]．心尖部アプローチ TAVI の場合は SAPB がよい適応と考えられる[32]．

> **コラム 新たなブロックの誕生**
>
> 体幹部の筋膜面ブロックは，次々と新しいブロックが誕生してきている．ブームと論争を巻き起こした ESPB に次いで，胸腹部をカバーする thoracoabdominal nerves block through perichondrial approach（TAPA）/m-TAPA[33, 34]，外側背側をカバーする rhomboid intercostal block[35] はいずれも 2016 年以降に発表された末梢神経ブロックである．薬液の広がりなどさらなる研究が必要だが，心臓血管手術における有用性が期待される．

■参考文献

1）Bignami E, Castella A, Pota V, et al. Perioperative pain management in cardiac surgery: a systematic review. Minerva Anestesiol. 2018; 84: 488-503.
2）Liu SS, Wu CL. Effect of postoperative analgesia on major postoperative complications: a systematic update of the evidence. Anesth Analg. 2007; 104: 689-702.
3）Ball M, Falkson SR, Adigun OO. Anatomy, angle of Louis. In: StatPearls. Treasure Island(FL): StatPearls Publishing; 2020.
4）Guimarães-Pereira L, Reis P, Abelha F, et al. Persistent postoperative pain after cardiac surgery: a systematic review with meta-analysis regarding incidence and pain intensity. Pain. 2017; 158: 1869-85.
5）Haroutiunian S, Nikolajsen L, Finnerup NB, et al. The neuropathic component in persistent postsurgical pain: a systematic literature review. Pain. 2013; 154: 95-102.
6）Lauridsen MH, Kristensen AD, Hjortdal VE, et al. Chronic pain in children after cardiac surgery via sternotomy. Cardiol Young. 2014; 24: 893-9.

7) Kwanten LE, O'Brien B, Anwar S. Opioid-based anesthesia and analgesia for adult cardiac surgery: history and narrative review of the literature. J Cardiothorac Vasc Anesth. 2019; 33: 808-16.

8) Noss C, Prusinkiewicz C, Nelson G, et al. Enhanced recovery for cardiac surgery. J Cardiothorac Vasc Anesth. 2018; 32: 2760-70.

9) Levene JL, Weinstein EJ, Cohen MS, et al. Local anesthetics and regional anesthesia versus conventional analgesia for preventing persistent postoperative pain in adults and children: A Cochrane systematic review and meta-analysis update. J Clin Anesth. 2019; 55: 116-27.

10) Andreae MH, Andreae DA. Regional anaesthesia to prevent chronic pain after surgery: a Cochrane systematic review and meta-analysis. Br J Anaesth. 2013; 111: 711-20.

11) Freise H, Van Aken HK. Risks and benefits of thoracic epidural anaesthesia. Br J Anaesth. 2011; 107: 859-68.

12) Monaco F, Pieri M, Barucco G, et al. Epidural analgesia in open thoraco-abdominal aortic aneurysm repair. Eur J Vasc Endovasc Surg. 2019; 57: 360-7.

13) Liu H, Emelife PI, Prabhakar A, et al. Regional anesthesia considerations for cardiac surgery. Best Pract Res Clin Anaesthesiol. 2019; 33: 387-406.

14) Flaherty J, Horn JL, Derby R. Regional anesthesia for vascular surgery. Anesthesiol Clin. 2014; 32: 639-59.

15) Okitsu K, Iritakenishi T, Iwasaki M, et al. Risk of hematoma in patients with a bleeding risk undergoing cardiovascular surgery with a paravertebral catheter. J Cardiothorac Vasc Anesth. 2017; 31: 453-7.

16) El Shora HA, El Beleehy AA, Abdelwahab AA, et al. Bilateral paravertebral block versus thoracic epidural analgesia for pain control post-cardiac surgery: a randomized controlled trial. Thorac Cardiovasc Surg. 2018; 10. 1055/S-0038-1668496.

17) Scarfe AJ, Schuhmann-Hingel S, Duncan JK, et al. Continuous paravertebral block for post-cardiothoracic surgery analgesia: a systematic review and meta-analysis. Eur J Cardiothorac Surg. 2016; 50: 1010-8.

18) Kumar KN, Kalyane RN, Singh NG, et al. Efficacy of bilateral pectoralis nerve block for ultrafast tracking and postoperative pain management in cardiac surgery. Ann Card Anaesth. 2018; 21: 333-8.

19) Fujiwara A, Komasawa N, Minami T. Pectoral nerves (PECS) and intercostal nerve block for cardiac resynchronization therapy device implantation. Springerplus. 2014; 3: 409.

20) Yalamuri S, Klinger RY, Bullock WM, et al. Pectoral fascial (PECS) I and II blocks as rescue analgesia in a patient undergoing minimally invasive cardiac surgery. Reg Anesth Pain Med. 2017; 42: 764-6.

21) Moll V, Maffeo C, Mitchell M, et al. Association of serratus anterior plane

block for minimally invasive direct coronary artery bypass surgery with higher opioid consumption: a retrospective observational study. J Cardiothorac Vasc Anesth. 2018; 32: 2570-7.

22) Kaushal B, Chauhan S, Saini K, et al. Comparison of the efficacy of ultrasound-guided serratus anterior plane block, pectoral nerves ii block, and intercostal nerve block for the management of postoperative thoracotomy pain after pediatric cardiac surgery. J Cardiothorac Vasc Anesth. 2019; 33: 418-25.

23) Krishna SN, Chauhan S, Bhoi D, et al. Bilateral erector spinae plane block for acute post-surgical pain in adult cardiac surgical patients: a randomized controlled trial. J Cardiothorac Vasc Anesth. 2019; 33: 368-75.

24) Mittnacht AJC, Shariat A, Weiner MM, et al. Regional techniques for cardiac and cardiac-related procedures. J Cardiothorac Vasc Anesth. 2019; 33: 532-46.

25) Barr AM, Tutungi E, Almeida AA. Parasternal intercostal block with ropivacaine for pain management after cardiac surgery: a double-blind, randomized, controlled trial. J Cardiothorac Vasc Anesth. 2007; 21: 547-53.

26) Chaudhary V, Chauhan S, Choudhury M, et al. Parasternal intercostal block with ropivacaine for postoperative analgesia in pediatric patients undergoing cardiac surgery: a double-blind, randomized, controlled study. J Cardiothorac Vasc Anesth. 2012; 26: 439-42.

27) Nachiyunde B, Lam L. The efficacy of different modes of analgesia in postoperative pain management and early mobilization in postoperative cardiac surgical patients: a systematic review. Ann Card Anaesth. 2018; 21: 363-70.

28) Ellard L, Djaiani G. Anaesthesia for vascular emergencies. Anaesthesia. 2013; 68 Suppl 1: 72-83.

29) Lippmann M, Lingam K, Rubin S, et al. Anesthesia for endovascular repair of abdominal and thoracic aortic aneurysms: a review article. J Cardiovasc Surg. 2003; 44: 443-51.

30) Sen A, Erdivanlı B, Özdemir A, et al. Efficacy of continuous epidural analgesia versus total intravenous analgesia on postoperative pain control in endovascular abdominal aortic aneurysm repair: a retrospective case-control study. Biomed Res Int. 2014; 2014: 205164.

31) Villablanca PA, Mohananey D, Nikolic K, et al. Comparison of local versus general anesthesia in patients undergoing transcatheter aortic valve replacement: a meta-analysis. Catheter Cardiovasc Interv. 2018; 91: 330-42.

32) Berthoud V, Ellouze O, Bièvre T, et al. Serratus anterior plane block for apical TAVR in an awake patient. J Cardiothorac Vasc Anesth. 2018; 32: 2275-7.

JCOPY 498-05546

33) Tulgar S, Ahiskalioglu A, Selvi O, et al. Similarities between external oblique fascial plane block and blockage of thoracoabdominal nerves through perichondral approach (TAPA). J Clin Anesth. 2019; 57: 91-2.
34) Tulgar S, Selvi O, Thomas DT, et al. Modified thoracoabdominal nerves block through perichondrial approach (M-TAPA) provides effective analgesia in abdominal surgery and is a choice for opioid sparing anesthesia. J Clin Anesth. 2019; 55: 109.
35) Elsharkawy H, Saifullah T, Kolli S, et al. Rhomboid intercostal block. Anaesthesia. 2016; 71: 856-7.

〈汲田 翔〉

11 | 肺動脈カテーテル

➤Positive list

☑肺動脈カテーテル留置により重要な血行動態指標の把握が可能になり，得られた情報は治療戦略の選択に影響する．

☑混合静脈血サンプリングが可能である．

☑各種パラメーターの把握は左心機能低下症例など高リスク患者において，より重要性が高い．

☑術後も継続留置することにより連続的にモニタリング可能である．

➤Negative list

☑PAC が明らかに予後（特に周術期死亡率）を改善するというデータはない．

☑植え込み，抜去時に（しばしば致命的な）合併症を起こすリスクは常にある．

☑得られたデータの解釈は時に困難で，誤った判断につながることもある．

☑代替となり得るより非侵襲的なデバイスが開発され発展している．

PAC の概要

肺動脈カテーテル（pulmonary artery catheter：PAC）は右心系の内圧，肺動脈楔入圧，心拍出量，混合静脈血酸素飽和度の測定を可能とし，循環動態の総合的な把握において最も効果的なデバイスである．そこから得ら

れるデータは周術期の重症患者の病態把握，治療方針決定において重要な意味を持ち，また術後も継続留置して連続的にモニタリングすることができる．しかしその有効性については議論の余地があり，特に死亡率といったハードエンドポイントを改善させるという明確なエビデンスは現在に至るまで得られていない．

1970 年に Swan と Ganz により開発されて以来 50 年の歴史を持つ PAC であるが，その開発以来急速に広まり集中治療領域，冠動脈疾患治療領域，周術期管理に広く使われてきた．しかし，1996 年 Connors らは，PAC の有効性と費用に関する前向きコホート研究において PAC の有効性に疑問を呈し，また危険性を指摘した．これは ICU 入室患者を対象とし propensity score matching を使用して PAC 使用群と PAC 非使用群の各 1,008 人を比較したもので，結果として 30 日死亡率のオッズ比 1.24，95％信頼区間（CI）1.03-1.49，P＝0.03 となり，PAC 使用群で有意に高かった．さらに，PAC 群において医療費の高騰や ICU 滞在期間の延長も示された[1]．

この研究の後 PAC の使用に関する無作為化比較試験（RCT）が多く行われることになったが，結論としては PAC の有効性について明らかなエビデンスは構築されなかった．周術期の使用に限っても同様の結果で，2003 年に施行された ASA class Ⅲ/Ⅳの高リスク患者を対象とした RCT で，周術期に PAC を使用した群としない群では院内死亡率（PAC 群 7.8％，no PAC 群 7.7％），6 カ月生存率（PAC 群 87.4％，no PAC 群 88.1％）と差がなく，ただ肺塞栓の発生率は PAC 使用群で 8 例みられたのに対して非使用群では発生がなかった（P＝0.004）[2]．これは心臓血管麻酔においてもやはり同様で，PAC の使用は入院期間の短縮，心血管系合併症の減少につながるが，感染性合併症は増加し 30 日死亡率は変わらないという報告がある[3]．

こういった各種の研究の報告を受けて 1990 年代をピークに PAC の使用率は激減し，アメリカでは 1999〜2013 年において PAC の使用が 67.8％減少したと示されている（1,000 入院あたり 6.28 から 2.02 に減少）[4]．

PAC の問題点

このようにかつてより使用が減少した PAC であるが，問題点としては第 1 にその侵襲性が挙げられる．PAC 留置に伴う合併症としては，まず中心

静脈穿刺を必要とすることにより挿入時の動脈損傷，血腫の形成，気胸がある．穿刺時の合併症は 4％程度に起こるとも言われる[5]．また留置後の問題点としては，血栓塞栓症の発生，感染，不整脈，そして稀ではあるが致命的な合併症である肺動脈穿孔（0.031％という報告がある[6]）が起こり得る．その他に心臓血管麻酔に際して使用する場合，手術中に PAC を縫い込んでしまうという重大な合併症も起こり得る．PAC は治療のためでなく所詮モニタリングのためのデバイスである以上，こうした合併症については厳格に評価しなくてはならない[7]．

　PAC のもう 1 つの難点としてその解釈が難しいことも挙げられる．当然経験の少ない医師ほど知識が不足する傾向にあるが，PAC に関する十分な知識・経験がないままで診療を行えば誤った治療方針決定へとつながり，PAC を有害なものに変える可能性がある[8]．初期教育と，また PAC を継続して使用することによりその能力を維持・向上していかなければならないが，前述の通り近年 PAC の使用率は大きく減少しており実際にほぼ使用していない施設もある[9]．このことは PAC を使用した経験のある若手医師が減少していることを意味しており，今後，麻酔・集中治療に携わる医師において PAC の使用経験不足が問題になる可能性がある[10]．

　また，上記の PAC の欠点に加えて，近年他の非侵襲的なデバイスが進歩し，PAC に取って代わって使用されるようになったことも大きい．動脈圧波分析は心拍出量を一拍ごとに測定することで持続モニタリング可能であり，近年多用されるようになった．経肺的熱希釈法を用いた較正を用いる場合，心拍出量計測の正確性は高く，さらに心拍出量の計測では心拍出のみでなく血管外肺水分量（extravascular lung water：EVLW）を評価でき，心不全・呼吸不全の管理において一助となる．動脈圧ライン挿入のみで較正を必要としないデバイスの場合，動脈圧を専用の圧トランスデューサーと本体に接続するだけで簡便であるという利点がある他 SVV（stroke volume variation）の測定による輸液反応性の評価も可能である[10]．

　そして，心エコーの普及とその性能の大幅な向上は PAC の衰退に大きく寄与している．経胸壁，経食道心エコーは PAC の代用として（混合静脈血酸素飽和度以外）すべての情報を得ることができる．それに加えて，壁運動や弁膜症の評価といった PAC では不可能な検索も可能になる[11]．

JCOPY 498-05546

PAC は完全に無用なのか？

このように PAC の有用性は確立したものとは言えないが, 実際にはまだ多くの施設で心臓血管麻酔の場で使用されているのも事実である. また, その使用減少傾向については歯止めがかかった感があり, 一部では利用率の再上昇を示す報告もある[12]. この理由としては前述の通り, 多くの研究でPACの予後改善効果が認められなかったことと同時に, PACの有害性も証明できなかったこと, あるいは多くの研究では最重症の患者は除外されているため, こういった患者に対して PAC は有用である可能性が残されていることなどが挙げられる.

さらに他の非侵襲的なモニタリングデバイスについても欠点は指摘されている. 動脈圧波分析は末梢血管抵抗の急激な変化が起きた場合や, 体外循環からの離脱時には精度が低下し, 心拍出の測定においてはばらつきが大きく正確性に欠けると言われ, また SVV についても自発呼吸がある患者, 一回換気量が低い患者や不整脈がある場合では正確な評価ができないなどの制約がある 表1 [10]. 心エコーについても, 経食道心エコーは術中には非常に有用ではあるが, 術後に連続モニタリングを継続することは難しい. そして経胸壁心エコーについては, 患者の体型や解剖学的な条件など

表1 心拍出計測のためのモニタリングの特徴と適応

	動脈圧波解析（較正なし）	動脈圧波解析（経肺的熱希釈法で較正）	PAC
測定の信頼性	心拍出量の絶対的値については中等度の信頼性 変化・傾向に関しては良好	経肺的熱希釈法で測定した値の正確性は高い 動脈圧波分析は時間とともに信頼性が低下する	正確性は高い
付加的な計測	SVV	SVV 前負荷の計測 EVLW	肺動脈圧 肺動脈楔入圧 混合静脈血酸素飽和度
理想的な適応	重症度が低めで輸液反応性が重要な患者	右室/左室機能が保たれた複雑な病態の患者	左室/右室機能が低下した重症患者

Backer DD, et al. Curr Opin Crit Care. 2018; 24: 204-8 [10] より引用.

により良好な画像が得られないことも多く，総じて右心系の評価は困難なことが多い[13]．また，その施行および各種測定にはある程度の技術，経験が必要となり術者間でのばらつきや再現性の問題もある．そして，やはり連続的に測定することは不可能であるという欠点がある．結局のところ，これらの非侵襲的なデバイスもすべて PAC 同様にその予後改善効果が示されているわけではない[14]．

PAC の適応を考える

　現在のところ PAC の使用においては明確な基準はなく，その選択基準や使用率は地域，施設により大きな差があるのが現状である[15]．PAC の使用を考えるにおいては，まず全例に PAC を留置するのではなく症例ごとに適応を判断することが重要であると考えられる[16]．特に低リスク群では PAC の必要性は低いと考えられるため，ルーチンでの使用は勧められない[17]．心臓血管麻酔に限ったものではないが，中〜高リスク患者の周術期管理において PAC を使用することで死亡率減少につながったという報告もあり，PAC の有用性が見込まれるのは比較的リスクの高い患者であると考えられる[18]．左心/右心機能不全や補助循環デバイスを装着された患者など，循環動態不全が現在ある/予想される高リスク患者を中心に症例を選んでいくことが推奨される 表2 [19, 20]．実際に冠動脈バイパス術（coronary artery bypass graftng：CABG）における PAC 使用のガイドラインではショック

表2　PAC の使用を考えるべき症例

- 左室機能の低下した CABG 症例
- 複合手術
- 左室瘤
- 最近の心筋梗塞（30 日以内）
- 腎機能障害
- 肺高血圧
- 拡張障害
- 急性心室中隔穿孔
- LVAD 症例

Vincent JL, et al. Crit Care Med. 2008; 36: 3093-6[22] より引用.

JCOPY 498-05546

や血行動態が不安定な患者において推奨度が高く設定されている[21].

　結局のところ，PAC は治療の手段ではなくあくまでモニタリングの 1 つであり，PAC を留置すればただちに予後改善がもたらされるわけではない．PAC を用いて正しく計測を行い，結果を解釈し，治療に適用するという 3 点に可能な限り務め，今後 PAC が真に必要な患者群を同定し，経食道心エコーなど他のモダリティーと併用しつつ PAC を有効に活用するプロトコールを作っていくことを考えるべきではないかと考えられる[22].

コラム　術後管理において心エコーは PAC の代用となるか？

　経胸壁心エコーはベッドサイドで行え，侵襲性はないに等しく繰り返し施行可能であるという非常に大きな利点がある．近年のエコーは以前より画像の描出も格段に改善され，周術期，集中治療領域に限らずその用途は広がる一方である．

　このように利便性が高い心エコーは，間違いなく PAC が減退することとなった大きな要因であろう．しかし，術後患者に行う経胸壁心エコーは体位，創部が問題となり，よいエコーウィンドウが得がたいことが多く，評価に苦渋することがしばしばある．最新の機種は小型化されセッティングも容易になってきているが，まだ一時代前の機種を現役で使っている場合も多く，頻回に施行するのには労力が要る．せっかく施行したのによくわからなかった，ということをよく経験する．また三尖弁逆流波速度を計測するときなど，たとえよい波形が得られたとしても果たしてその結果が正しいのか疑問に思うことも多い．

　心エコーは壁運動，弁膜症の評価については，他のモダリティーでは不可能な決定的な情報が得られ，その点においては非常に有用性が高いと思われる．しかし，左室，右室の前負荷や心拍出量の計測においてはどこまで信頼できるかは依然として疑問である．やはり心エコーは PAC の完全な代用となるものでなく，相補的に使用するのが妥当ではないかと思われる．

■参考文献

1）Connors AF, Speroff T, Dawson NV, et al. The effectiveness of right heart catheterization in the initial care of critically ill patients. JAMA. 1996; 276: 889-97.

2）Sandham JD, Hull RD, Brant RF et al. A randomized, controlled trial of the use of pulmonary-artery catheters in high-risk surgical patients. N Engl J Med. 2003; 348: 5-14.

3）Shaw AD, Mythen MG, Shook D, et al. Pulmonary artery catheter use in adult patients undergoing cardiac surgery: a retrospective, cohort study. Perioper Med（LOND）. 2018; 7: 24.

4）Ikuta K, Wang Y, Robinson A, et al. National trends in use and outcomes of pulmonary artery catheters among medicare beneficiaries. JAMA Cardiol. 2017; 2: 908-13.

5）Hadian M, Pinsky MR. Evidence-based review of the use of the pulmonary artery catheter: impact data and complications. Crit Care. 2006; 10（Suppl 3）: S8.

6）Karney TJ, Shabot MM. Pulmonary artery rupture associated with the Swan-Ganz catheter. Chest. 1995; 108: 1349-52.

7）日本心臓血管外科学会・日本心臓血管麻酔学会合同ステートメント作成委員会．心臓手術時の肺動脈カテーテル使用に関するステートメント．2020 年 3 月.

8）Gnaegi A, Feil F, Perret C. Intensive care physicians' insufficient knowledge of right-heart catheterization at the bedside: time to act? Crit Care Med. 1997; 25: 213-20.

9）Leurent G, Delmas C, Auffret V, et al. The 50-year -old pulmonary artery catheter: the tale of a fore told death? Curr Opin Crit Care. 2018; 24: 204-8.

10）Backer DD, Vincent JL. The pulmonary artery catheter: is it still alive? Curr Opin Crit Care. 2018; 24: 204-8.

11）Yanik B, Paul EM. Bedside ultrasonography in the ICU: Part 1. Chest. 2005; 128; 881-95.

12）Brovman EY, Gabriel RA, Dutton RP, et al. Pulmonary artery catheter use during cardiac surgery in the United States, 2010 to 2014. J Cardiothorac Vasc Anesth. 2016; 30: 579-84.

13）Bossone E, Nanda NC, Naeije R. Imaging the right heart: a challenging road map. Echocardiography. 2015; 32（Suppl 1）: S1-2.

14）Ospina-Tascon GA, Cordioli RL, Vincent JL, et al. What type of monitoring has been shown to improve outcomes in actually ill patients? Intensive Care Med. 2008; 34: 800-20.

15）Cannesson M, Pestel G, Ricks C, et al. Hemodynamic monitoring and management in patients undergoing high risk surgery: a survey among North

American and European anesthesiologists. Crit Care. 2011; 15: R197.

16) American Society of Anesthesiologists Task Force on Pulmonary Artery Catheterization. Practice guidelines for pulmonary artery catheterization. Anesthesiology. 2003; 99: 988-1014.
17) Schwann TA, Zacharias A, Riordan CJ, et al. Safe, highly selective use of pulmonary artery catheters in coronary artery bypass grafting: an objective patient selection method. Ann Thorac Surg. 2002; 73: 1394-402.
18) Hamilton MA, Cecconi M, Rhodese A. A systematic review and meta-analysis on the use of preemptive hemodynamic intervention to improve postoperative outcomes in moderate and high-risk surgical patients. Anesth Analg. 2011; 112: 1392-402.
19) Ranucci M. Which cardiac surgical patients can benefit from placement of a pulmonary artery catheter? Crit Care. 2006; 10(Suppl3): S6.
20) Kanchi M. Do we need a pulmonary artery catheter in cardiac anesthesia? - An Indian perspective. Ann Card Anaesth. 2011; 14: 25-9.
21) Hills LD, Smith PK, Anderson JL, et al. 2011 ACCF/AHA Guideline for coronary artery bypass graft surgery. Circulation. 2011; 124: e652-e735.
22) Vincent JL, Pinsky MR, Sprung CL, et al. The pulmonary artery catheter: in medio virtus. Crit Care Med. 2008; 36: 3093-6.

〈上村 直, 讃井將満〉

12 低侵襲血行動態モニタリング

> **Positive list**

- ☑ 周術期の組織低灌流は術後合併症を増加させる.
- ☑ 組織灌流を維持するためには, 血圧だけでなく心拍出量の維持が必要である.
- ☑ 低侵襲血行動態モニターで計測される動的輸液指標は, 静的指標と比較して輸液反応性の指標として有効性が高い.
- ☑ 低侵襲血行動態モニターで計測される一回拍出量と肺リクルートメントなどのインターベンションを組み合わせた輸液管理は有効性が高い.

> **Negative list**

- ☑ 低侵襲血行動態モニターで計測される心拍出量は末梢血管抵抗の影響を受ける.
- ☑ 動的輸液指標は自発呼吸下, 低換気量下, 不整脈のある症例では有効性が低下する.
- ☑ 輸液反応性を検討するための動的輸液指標やインターベンションにはいずれも臨床使用上の制限があり, その特徴を十分に理解した上で使用しなければならない.

低侵襲血行動態モニターによる心拍出量測定

　近年の手術件数増加[1] と患者リスクの上昇[2] により, 周術期合併症・死

亡数の減少は周術期管理に関わる医療者にとって重要な課題となっている．術後合併症の発生には組織の低灌流が関与しているとされており[3, 4]，組織灌流を保つためには血圧だけでなく心拍出量（CO）を保つことが重要である．特に術前より心機能の低下があることが多い心臓血管麻酔症例においては，周術期のより正確な CO 測定が求められる．これまで CO 測定の標準的な方法として利用されてきた肺動脈カテーテルが合併症などの観点から，重症患者での使用において有効性が疑問視されてきた[5]．近年になり，より低侵襲な血行動態モニターや経食道心エコーなどが発達し，特に重症症例で使用されるようになってきた．心臓血管麻酔では，より低侵襲なロボット手術による僧帽弁形成術や経カテーテル大動脈弁置換術などが増加してきている背景もあり，低侵襲血行動態モニターによるモニタリングを行う機会も増加してきている．

　本邦の麻酔科医を対象としたアンケート調査[6] によると，重症症例に対して使用頻度の高い低侵襲血行動態モニターは動脈圧波形心拍出量モニターである 図1．なかでもビジレオフロートラックシステム（VFS）（エドワーズライフサイエンス社）が最も頻繁に使用されている．心臓手術における VFS の CO 測定については，これまでさまざまな文献で考察されてい

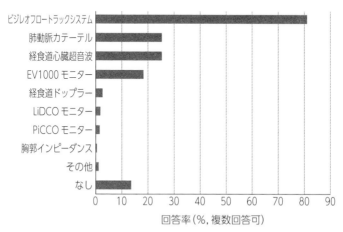

図1 ハイリスク症例における心拍出量モニターの使用状況
Suehiro K, et al. J Anesth. 2016; 30: 526-9[6] より改変．

る[7]．VFS で測定される CO は体血管抵抗（SVR）の影響を受けることが示されている[7]．肺動脈カテーテルによる CO と比較した研究[8] では，正確性を検討する Bland-Altman 解析による percentage error は体血管抵抗係数が正常域（1200〜2500 dynes・sec/cm^5/m^2）にある場合は 26.4％と許容範囲内にあるが，SVR が低下，または上昇した症例においては，それぞれ 46.3％，61.4％と上昇することが示されており，SVR の変動により VFS による CO 測定の正確性が低下することが示されている．この傾向は VFS だけでなく，他の低侵襲血行動態モニターにおいても同様の傾向がみられており[9]，SVR が大きく変動する可能性が高い心臓血管麻酔において，低侵襲血行動態モニターによる CO 測定の有用性はそれほど高くないことが示されている．しかし，第 4 世代の VFS では血管収縮薬投与などのインターベンションを行った際の追従性については改善がみられており，SVR の変動が大きい心臓血管麻酔において低侵襲血行動態モニターを使用する場合は，CO の絶対値ではなく，変化値に注目して管理するべきである．

低侵襲血行動態モニターによる動的輸液指標

　低侵襲血行動態モニターの普及とともに，心肺相互作用を利用した stroke volume variation（SVV）や pulse pressure variation（PPV）といった動的輸液指標が周術期における輸液反応性の指標として使用されるようになってきた．動的輸液指標は心臓血管手術においても，これまで使用されてきた中心静脈圧，左室拡張末期圧などの静的輸液指標よりも輸液反応性の指標として有効であることが示されている[10]．しかしながら，これらの動的輸液指標は自発呼吸，低換気量（7 mL/kg 未満），不整脈のある症例では有効性が低下する[11]．特に肺保護換気が術後呼吸器合併症を減少させるという報告[12] から，術中の換気量を 7 mL/kg 以下に抑えることが多く，この環境下では動的輸液指標の有効性は減弱する．また心臓血管手術においては，術中は開胸下であることが多く，心肺相互作用を利用した動的輸液指標の有効性はより低下することとなる．この背景もあり，新しい輸液反応性のテストとして，低侵襲血行動態モニターで測定される一回拍出量（SV）や SVV とインターベンションを組み合わせた方法が注目されてい

JCOPY 498-05546

る．輸液反応性を知る上でのインターベンションは主なものとして，肺リクルートメント（RM），呼気終末閉塞試験（end-expiratory occlusion test：EEOT），少量輸液投与などがある[13]．

RM は肺保護換気において頻用される手技であるが，静脈還流の低下から SV の低下をもたらす．RM による SV 低下は，hypovolemic の状態であればより大きいことが示されている[14]．これを利用し，Biais ら[15] は RM（圧 30 cmH$_2$O，30 秒間）による 30％以上の SV 低下が輸液反応性の指標として有効性が高いことを報告している（感度 88％，特異度 92％）．RM は輸液反応性を知る上で有効な手段であるが，心臓血管手術で使用する際には右室の後負荷上昇による心拍出量低下をきたす可能性があり，特に弁逆流のある症例では注意して使用する必要がある．

EEOT は人工呼吸を 15〜30 秒間停止し，その後の SV の変化率をみる方法である．人工呼吸を停止することにより静脈還流が増加し，輸液反応性のある症例では SV の増加率が大きくなる．過去の報告[16] では，SV の増加率が 5％以上であれば高率（感度 100％，特異度 81％）で輸液反応性の有無を判別できることが示されている．EEOT は侵襲も低く簡便な方法であるが，酸素化が悪い症例では呼吸を停止することができないため使用が困難である．

少量輸液投与は少量（100 mL）の輸液を投与し，SV の変化量を調べる方法である．輸液負荷は輸液反応性を検討する上で最も理想的な方法ではあるが，500 mL もの輸液を投与して反応をみると過負荷になる可能性が高く，なるべく少量（100 mL）の輸液負荷で行う方法が考案された．少量輸液投与（100 mL，2 分間）により，SV 増加率が 6％以上あれば高率（感度 93％，特異度 85％）で輸液反応性ありと判別できることが報告されている[17]．50 mL の輸液投与では判別テストとしては不十分であることも示されており，輸液反応性の判別には最低でも 100 mL の量の輸液投与が必要となる．特に制限もなく自発呼吸下でも使用可能であるため，使用しやすい方法である．図 2 に低侵襲血行動態モニターを使用した輸液反応性のテストに関するフローチャートを示した．フローチャートに示したように，「輸液反応性がある」から輸液を投与するわけではなく，血圧や SV の低下などの臨床的徴候があり循環血漿量の低下が存在する時のみ，輸液負荷を

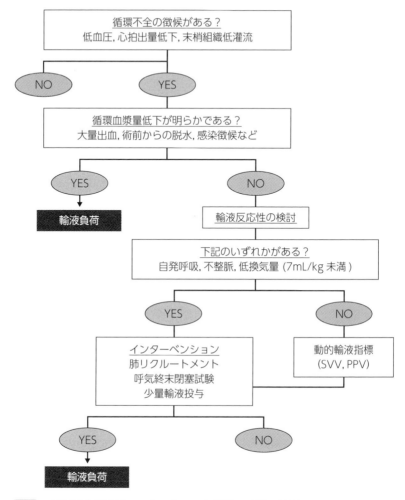

図2 低侵襲血行動態モニターを用いた輸液反応性の検討
Monnet X, et al. Ann Intensive Care. 2016; 6: 111 [13] より改変.

行うべきである.また,輸液反応性を検討するための動的輸液指標やインターベンションにはいずれも臨床使用上の制限があり,その特徴を十分に理解した上で使用しなければならない.

JCOPY 498-05546

全自動麻酔

　低侵襲血行動態モニターを利用した血行動態管理として goal-directed therapy（GDT）がある．GDT とはモニタリングする複数のパラメーターに対し，目標値をあらかじめ設定し目標に到達するように設定した介入を行う管理方法である．この GDT の発展形として, closed-loop system を使用した自動血行動態管理システムが開発され，臨床使用されてきている．すでに非心臓手術では，周術期の予後改善などが報告[18] されている．従来の輸液管理だけではなく，血圧に合わせた昇圧薬の自動投与も報告[19] されており，心臓血管麻酔分野でも研究が行われている．麻酔深度などの管理もすべて closed-loop system で行った「全自動麻酔」が腹部大動脈手術を含めた血管外科症例で安全に使用できたことが報告[20] されており，将来的には開心術症例などのより高度な手術への適応拡大も考慮されている．

■参考文献

1) Weiser TG, Haynes AB, Molina G, et al. Estimate of the global volume of surgery in 2012: an assessment supporting improved health outcomes. Lancet. 2015; 385 Suppl 2: S11.

2) Schroeder RA, Pollard R, Dhakal I, et al. Temporal trends in difficult and failed tracheal intubation in a regional community anesthetic practice. Anesthesiology. 2018; 128: 502-10.

3) Bennett-Guerrero E, Welsby I, Dunn TJ, et al. The use of a postoperative morbidity survey to evaluate patients with prolonged hospitalization after routine, moderate-risk, elective surgery. Anesth Analg. 1999; 89: 514-9.

4) Gan TJ, Mythen MG. Does peroperative gut-mucosa hypoperfusion cause postoperative nausea and vomiting? Lancet. 1995; 345: 1123-4.

5) Harvey S, Harrison DA, Singer M, et al. Assessment of the clinical effectiveness of pulmonary artery catheters in management of patients in intensive care(PAC-Man): a randomised controlled trial. Lancet. 2005; 366: 472-7.

6) Suehiro K, Tanaka K, Mukai A, et al. Hemodynamic monitoring and management in high-risk surgery: a survey among Japanese anesthesiologists. J Anesth. 2016; 30: 526-9.

7) Suehiro K, Tanaka K, Matsuura T, et al. The Vigileo-FloTrac™ system: arterial waveform analysis for measuring cardiac output and predicting fluid

responsiveness: a clinical review. J Cardiothorac Vasc Anesth. 2014; 28: 1361-74.

8) Suehiro K, Tanaka K, Funao T, et al. Systemic vascular resistance has an impact on the reliability of the Vigileo-FloTrac system in measuring cardiac output and tracking cardiac output changes. Br J Anaesth. 2013; 111: 170-7.

9) Biais M, Mazocky E, Stecken L, et al. Impact of systemic vascular resistance on the accuracy of the Pulsioflex device. Anesth Analg. 2017; 124: 487-93.

10) Cannesson M, Musard H, Desebbe O, et al. The ability of stroke volume variations obtained with Vigileo/FloTrac system to monitor fluid responsiveness in mechanically ventilated patients. Anesth Analg. 2009; 108: 513-7.

11) Mair S, Tschirdewahn J, Gotz S, et al. Applicability of stroke volume variation in patients of a general intensive care unit: a longitudinal observational study. J Clin Monit Comput. 2017; 31: 1177-87.

12) Mathis MR, Duggal NM, Likosky DS, et al. Intraoperative mechanical ventilation and postoperative pulmonary complications after cardiac surgery. Anesthesiology. 2019; 131: 1046-62.

13) Monnet X, Marik PE, Teboul JL. Prediction of fluid responsiveness: an update. Ann Intensive Care. 2016; 6: 111.

14) Nielsen J, Nilsson M, Freden F, et al. Central hemodynamics during lung recruitment maneuvers at hypovolemia, normovolemia and hypervolemia. A study by echocardiography and continuous pulmonary artery flow measurements in lung-injured pigs. Intensive Care Med. 2006; 32: 585-94.

15) Biais M, Lanchon R, Sesay M, et al. Changes in stroke volume induced by lung recruitment maneuver predict fluid responsiveness in mechanically ventilated patients in the operating room. Anesthesiology. 2017; 126: 260-7.

16) Biais M, Larghi M, Henriot J, et al. End-expiratory occlusion test predicts fluid responsiveness in patients with protective ventilation in the operating room. Anesth Analg. 2017; 125: 1889-95.

17) Biais M, de Courson H, Lanchon R, et al. Mini-fluid challenge of 100 ml of crystalloid predicts fluid responsiveness in the operating room. Anesthesiology. 2017; 127: 450-6.

18) Joosten A, Rinehart J, Bardaji A, et al. Anesthetic management using multiple closed-loop systems and delayed neurocognitive recovery: a randomized controlled trial. Anesthesiology. 2020; 132: 253-66.

19) Joosten A, Alexander B, Duranteau J, et al. Feasibility of closed-loop titration of norepinephrine infusion in patients undergoing moderate- and high-risk surgery. Br J Anaesth. 2019; 123: 430-8.

20) Joosten A, Jame V, Alexander B, et al. Feasibility of fully automated hypnosis, analgesia, and fluid management using 2 independent closed-loop systems

during major vascular surgery: a pilot study. Anesth Analg. 2019; 128: e88-e92.

〈末廣浩一〉

13 経食道心エコー使用の エビデンス

> **Positive list**

☑ 心臓血管手術における術中 TEE は，僧帽弁形成術，感染性心内膜炎の外科手術，弁膜症手術を同時に行う冠動脈手術で推奨される（推奨クラス I エビデンスレベル B: 2014 年 AHA/ACC 心臓弁膜症ガイドライン）.

☑ 心臓弁膜症の診断において，TTE での評価が不十分な場合や，さらに精査が必要な場合，TEE が推奨される（推奨クラス I エビデンスレベル B: 日本循環器学会，他「2020 年改訂版弁膜症治療のガイドライン」）.

☑ 人工弁機能不全・血栓付着，感染性心内膜炎，経皮経静脈的僧帽弁交連切開術前の左心耳血栓検索において TEE が推奨される（推奨クラス I エビデンスレベル B: 2014 年 AHA/ACC 心臓弁膜症ガイドライン）.

☑ 僧帽弁カテーテル治療時の TEE モニタリングは必須である（推奨クラス I エビデンスレベル C: 日本循環器学会，他「2020 年改訂版弁膜症治療のガイドライン」）.

☑ 術中 TEE は，治療に反応しない重度の急性循環不全の評価に推奨される（推奨クラス I エビデンスレベル B: 2011 年 ACCF/AHA CABG ガイドライン）.

☑ 冠動脈バイパス術中に，TEE で血行動態・心機能・壁運動・弁機能を評価することは妥当である（推奨クラス IIa エビデンスレベル B: 2011 年 ACCF/AHA CABG ガイドライン）.

経食道心エコー（TEE: transesophageal echocardiography）は，経胸壁心エコー（TTE: transthoracic echocardiography）に比べて，ノイズが少ない明瞭な画像を得られることが特徴で，心疾患のメカニズムを診断し，心機能を定性的かつ定量的に評価することができる．食道への探触子の挿入が必要なため，完全な非侵襲的検査ではない．ほとんどの心臓手術中に TEE が用いられており，特に弁形成術での評価はその完成度を高めることができる．非心臓手術時や，救急領域や集中治療室で TTE アプローチが困難な症例に対して TEE が行われることもある.

心臓弁膜症における TEE の使用

心臓弁膜症診断における TEE は，TTE 評価が不十分な場合や，さらなる精査で推奨され（推奨クラス I エビデンスレベル B. 以下クラス-レベルで表記），中等症〜重症僧帽弁閉鎖不全症（mitral regurgitation: MR）および大動脈弁閉鎖不全症（aortic regurgitation: AR）はクラス I -レベル B，三尖弁閉鎖不全症（tricupsid regurgitation: TR）はクラス II b-レベル C の適応である[1]．TEE による僧帽弁観察は，左房をエコーウインドウとしているため，TTE と比較してより詳細な観察が可能となる．一方で TEE による三尖弁評価は，TTE に比べ描出される断面が限られていること，プローブから三尖弁までの距離が大きいことなどの限界がある．TEE プローブの直下が左房であり，左心耳や心房中隔の評価も TTE より精度が高い画像が得られるため，TEE は左心耳血栓の評価に有用となる.

心臓血管手術における TEE 使用は，僧帽弁形成術（mitral valve plasty:

MVP），弁膜症手術を伴う冠動脈手術，感染性心内炎（infective endocar-
ditis：IE）外科手術がクラスⅠ-レベル B[2]，カテーテル治療では経皮的僧
帽弁形成術が，クラスⅠ-レベル C[1] の適応である．TEE はやみくもに使
用するには侵襲度が高い検査であり，評価に際して病変の特徴や手術適応，
術式を理解して TEE 評価を行う必要がある．大動脈弁形成術（aortic val-
vuloplasty：AVP）や経カテーテル的大動脈弁留置術（transcatheter aortic
valve implantation：TAVI）でも TEE 評価が行われており，術中評価に寄
与している．以下に弁形成術（僧帽弁と大動脈弁），IE，カテーテル治療
における TEE について述べる．

僧帽弁閉鎖不全症と僧帽弁形成術

MR には，器質的異常の有無による分類〔一次性（器質性）と二次性（機
能性）〕と，弁の可動性による分類（Carpentier 分類）がある[3,4] 表1 ．僧
帽弁は，弁尖・腱索・乳頭筋・弁輪により僧帽弁複合体を形成し，MR は
僧帽弁複合体のどこが障害されても生じる．障害された部位により，MVP
の方法（弁尖の修復，腱索の修復，弁輪の形成，乳頭筋を含む左室修復な
ど）が異なる．手術適応となった僧帽弁疾患のメカニズムと術式を把握し
て，術中 TEE 評価を行う．弁膜症の重症度を全身麻酔下で評価することは
推奨されていない[5]．

TEE は TTE で描出が困難な腱索断裂や逸脱範囲，人工弁周囲逆流など
を詳細に観察できる．特に三次元（3D）-TEE は二次元（2D）では不可能
であった立体解析を可能とし，弁輪の鞍馬型形状や乳頭筋との位置関係，
それに基づく逆流の成因解明などが詳細に可能である．僧帽弁逸脱症例で
の 3D-TEE による正確な逸脱の評価は，クラスⅡa-レベル C である[1]．3D
画像の解像度は現時点では断層心エコー図に劣るため，断層心エコーによ
る弁性状や逆流ジェットの観察も重要である．

MVP が不成功となるリスク因子には，3 つ以上の複数の逸脱病変，50
mm 以上に拡大した弁輪，弁輪石灰化，両尖逸脱が[6]，MVP 後に術後 MR
が発症するリスク因子は，弁尖変性，軽度 MR の残存，心房細動，人工弁
輪の不使用が指摘されている[7]．3D による Surgeon's view や多断面再構成
（multi-planer reconstruction：MPR）画像を用いて，主病変と異なる小

JCOPY 498-05546

表1 僧帽弁逆流のメカニズムと Carpentier の機能分類

分類	Type I	Type II	Type IIIa	Type IIIb
僧帽弁の動き	正常	過剰	可動制限(収縮期と拡張期)	可動制限(収縮期)
Primary (器質性) MR	弁尖穿孔、亀裂	逸脱	リウマチ性、僧帽弁輪石灰化、薬剤誘発性 MR	虚血性心筋症
Secondary (機能性) MR	心房性 MR / 非虚血性 MR			
病態	弁輪拡大 弁穿孔	乳頭筋・腱索の断裂 弁の粘液腫性変化	リウマチ性変化	僧帽弁テザリング 左室構造変化
代表的な手術	穿孔部パッチ閉鎖 弁輪形成術	僧帽弁形成術	病変切除 弁葉拡大術	弁輪縫縮術 左室形成術 乳頭筋吊り上げ

Sabbagh AE, et al. J Am Coll Cardiol Img. 2018; 11: 628-43[3], Carpentier A. J Thorac Cardiovasc Surg. 1983; 86: 323-37[4] より改変.

さな副病変, 対側弁尖の情報（硬化や石灰化の程度など）と対側病変, 弁変性を評価することで, 再手術が減る可能性がある[8]. 弁輪径と弁尖長の計測, 腱索長の計測, テザリングの評価も, 手術手技の参考となる. 水試験などを経て左房を閉じ, 自己心拍が再開した後に TEE 診断を行う. 詳細な形態は断層心エコー図で行うが, 逆流の部位や形態の把握に 3D 画像の併用が有用となる. 残存逆流の他に, 僧帽弁前尖収縮期前方運動（systolic anterior motion of the mitral valve: SAM）による流出路狭窄の有無, 僧帽弁狭窄の有無, 弁口面積, 左室壁運動, 三尖弁逆流の有無, 新規大動脈弁逆流の有無, 心腔内エアを確認する. 3D 画像の解析は, 機種によって搭載されているアプリケーションが異なるため, 機種ごとの機能を理解し, よい条件で画像描出されるように調整する.

大動脈弁閉鎖不全症と大動脈弁形成術

　AR の機序を把握するには, 大動脈弁だけでなく, 上行大動脈や大動脈弁複合体を考える必要がある. 大動脈弁複合体は, 上行大動脈と Valsalva 洞で構成される筒型の構造に大動脈弁が付着すると理解される[9]. AR は大動脈弁複合体の 1 つ, または複数の構成要素の異常により, 弁尖が変形して接合不全を起こす場合と, 大動脈基部が拡張して二次的に接合不全を起こす場合に大別されるが, 両者が合併していることもある.

　2005 年に El Khoury（アル・クーリー）らが, 大動脈弁尖の可動性をもとに AR を分類し[10], 弁尖の動きが正常な type I, 弁尖が逸脱している type II, 弁尖の可動域制限がある type III で, この分類は AR に対する術式にもかかわる 表2. 大まかに, type I a（上行大動脈の拡大）では上行大動脈置換, type I b（大動脈基部瘤）では自己弁温存大動脈基部置換術, type I c（大動脈弁輪拡大）では弁輪縫縮など, type I d（弁尖穿孔）ではパッチ閉鎖術, type II では central plication, type III では弁尖延長が検討される.

　ESC/EACTS ガイドラインは, AVP の術前に TEE を施行して, 弁尖や上行大動脈の評価をするべきで, 術中 TEE は AR の術後再発を防ぐために必須な検査であるとしている[11]. TEE 評価が AVP 術後再発を減らすことも報告されている[12]. 形成が可能かどうかをみるには, 弁尖の動きに制限が

JCOPY 498-05546

表2 大動脈弁閉鎖不全症の機序分類（El Khoury の分類）

AR クラス	Type I 弁尖の動きは正常．機能的大動脈弁輪の拡大もしくは弁尖穿孔				Type II	Type III
	I a	I b	I c	I d		
機序	STJ から上行大動脈瘤	大動脈基部瘤	大動脈弁輪拡大	弁尖穿孔	弁尖逸脱	弁尖可動域制限
考慮される手術	上行大動脈置換	自己弁温存大動脈基部置換	弁輪縫縮	パッチ閉鎖術	Central plication	弁尖延長

2020 年改訂版弁膜症治療のガイドライン[1]，Boodhwani M, et al. J Thorac Cardiovasc Surg. 2009; 137: 286-94[10]. より改変.

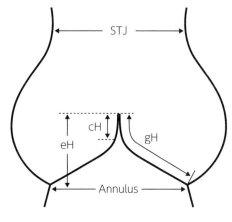

図1 大動脈弁のシェーマと
立体構造の模式図
eH: effective height,
gH: geometric height,
cH: coaptation height,
STJ: sinotubular junction,
annulus: 弁輪径
Schafers HG, et al. J Thorac Cardiovasc
Surg. 2013; 2: 269-74 [13] より改変.

ないか，十分な長さの弁尖があるかを評価する．AVP の成功率は type I お
よび type II が 90％であるのに対し，type III は 50％であり [10]，弁の形態
（弁の肥厚や硬化，変性部位，逆流弁口の位置や逆流ジェットの方向）をよ
く評価しておく必要がある．

　大動脈基部の形状を把握するため弁輪径，sinotubular junction（STJ）
径，Valsalva 洞径を測定するが，特に二尖弁の形成の場合は，Valsalva 洞
交連レベルでの交連間角度と大動脈基部拡張の評価が重要となる．弁尖の
立体構造を把握するために，弁尖各々の geometric height（gH: 弁尖の長
さ），effective height（eH: 弁輪面から弁尖の先端までの垂直距離），coap-
tation height（cH: 弁尖の接合面）を測定する **図1**．AVP に必要な gH は
3 尖で 17 mm 以上，2 尖で 20 mm 以上，eH は 9〜10 mm 以上（日本人
では 8 mm 以上），coaptation height は 4 mm 以上と言われている [13, 14]
が，患者体格や施設で基準は異なる．2D-TEE では必ずしも最大長を捉え
ておらず，3D-MPR 画像から計測するが，器質的変化が少ない弁尖は計測
できないこともあり，術前評価では画質に優れる心臓 CT が標準検査とし
て用いられている．

　形成後は，大動脈遮断解除後に循環動態が安定した状態で評価を行うが，
遠隔期 AR 再発回避のための良好な接合の指標に，形成後の計測で coap-
tation height≧4 mm，eH≧9 mm がある [13, 14]．他の術後 AR 再発の予測

因子として，形成後の弁尖が左室側に張り出し，弁輪面よりも左室側で接合していること，残存 AR があることが挙げられる[15]．残存 AR は，逆流量が軽度でも偏在性に弁尖に沿うようなものは，不完全修復や弁尖逸脱の残存が考えられ，再度心停止して修復を行う．過度な弁尖・基部の縫縮は狭窄の原因となり，大動脈弁最大圧較差 30 mmHg 以上なら 2nd pump としている報告もある[16]が，術中の流速から予測した圧較差は過大評価となることがあり，弁口面積も含めて評価する．

感染性心内膜炎

　IE 患者に認める心エコー図所見は，疣腫（vegetation），膿瘍（abscess），仮性瘤（pseudoaneurysm），穿孔（perforation），瘻孔（fistula），弁瘤（valve aneurysm），人工弁の離開（dehiscence of a prosthetic valve）が ESC ガイドラインで定義されている[17]．これらの所見を認めた場合に，Duke の診断基準における心エコー図検査陽性と判断される．

　IE 診断はまず TTE が推奨（クラス I‐レベル B）[17, 18]され，TTE で診断が不十分な場合に TEE が推奨される（クラス I‐レベル B）[17, 18]．IE で高頻度に認められる疣腫は，TTE と TEE による自己弁と人工弁の診断特異度は約 90％とほぼ同等である．一方で診断感度は，TTE では自己弁で 70％，人工弁で 50％に対し，TEE では自己弁で 96％，人工弁で 92％であり，疣腫の診断感度は TEE で高い[17]．弁周囲膿瘍も，TTE の感度が 28％に対し，TEE の感度が 87％で，TEE が IE の診断に重要な役割を果たす．IE 治療のフォローアップ中に症状が増悪した場合の TEE も推奨されている（クラス I‐レベル B）[17, 18]．IE の外科的手術における術中 TEE 評価も推奨されており（クラス I‐レベル B）[17, 18]，人工心肺前は疣腫の同定，逆流の成因，膿瘍，瘻孔，弁機能不全の評価と連続する心内構造物の評価を，人工心肺離脱後は異常所見の修復の確認，残存弁逆流の評価を行う[18]．

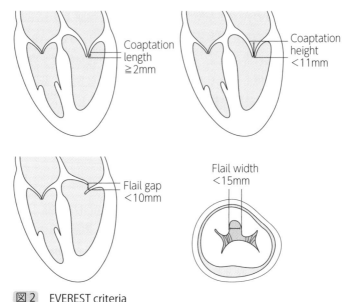

図2 EVEREST criteria
Feldman T, et al. J Am Coll Cardiol. 2009; 54: 686-94 [19) より改変.

経皮的僧帽弁形成術

　MitraClip®による経皮的僧帽弁形成術は，全身麻酔下でX線透視と
TEE をガイドに，経カテーテル的に僧帽弁前尖・後尖をクリップで架橋す
ることで double orifice を形成し，MR を軽減・消失させる．適応は，左
室駆出率が 30%以上の，ハートチームにより手術が困難と判断された重症
MR で，機能的 MR と器質的 MR では 7：3 と機能的 MR が多い傾向にあ
る．

　患者選択において，術前の僧帽弁複合体の解剖学的評価が重要で，TEE
が必須となる．TEE による評価は EVEREST Criteria [19) や German Con-
sensus [20) に基づいて行う．EVEREST Criteria [19) では，器質的 MR では僧
帽弁弁口面積＞4 cm^2，逸脱部位の弁尖幅＜15 mm，逸脱部位の弁尖の距
離＜10 mm であること，機能性 MR では僧帽弁輪–接合部の距離＜11
mm，弁尖接合部長≧2 mm，可動後尖長≧11 mm が推奨されている 図2．
German Consensus で解剖学的非適応とされる，僧帽弁の穿孔・裂孔，把

JCOPY 498-05546

持領域の高度石灰化，僧帽弁狭窄症，可動後尖長＜7 mm，リウマチ性弁尖肥厚，Barlow 症候群，Carpentier 分類Ⅲは，原則治療不可である[20]．

　MitraClip 法は，ほぼすべての過程を TEE のガイド下で行う（クラスⅠ-レベル C）[1]．TEE ガイドの重要性は，① 心房中隔穿刺の位置決定（低位置になるとカテーテル先端と弁尖の間に十分なスペースがなくなる，卵円窩後方で僧帽弁から約 4 cm 付近），② CDS（clip delivery system）の左房内への挿入，僧帽弁に対するクリップの位置決定（僧帽弁前尖後尖の coaptation line と 180° に開いたクリップが直交するのを確認），③ クリップの左室内への挿入（クリップが回転していないか確認），④ 僧帽弁尖のクリップ内への捕捉，挿入の確認，⑤ クリップ完全閉鎖後の MR 評価（カラードプラ，肺静脈シグナル）を行うことである．クリップをすると僧帽弁口面積は減少し，僧帽弁平均圧較差は上昇するが，5 mmHg 以上を呈した場合を有意な増加と定義し，僧帽弁狭窄症となった場合は，クリップの追加が難しくなる．また，中隔穿刺後の穿刺孔の状態を評価することも有用である．

経カテーテル的大動脈弁留置術

　TAVI は全身麻酔や局所麻酔下で行われ，TAVI 中の TEE は治療経過の確認や合併症の早期発見とその治療選択など，重要な役割を担っている[21]．術中の TEE で大動脈弁（弁尖の石灰化の分布，Valsalva 洞や STJ の石灰化や形態），僧帽弁（弁尖の状態，MR），左室機能，心嚢液，左心耳などの評価を行う．この時，CT など術前に施行した項目を術中 TEE と比較して，形態の変化や測定値に大きな乖離がないか確認する．大動脈弁輪径の計測は，3D 心エコーによるものは 2D と比べその誤差を軽減できるが，CT 計測値を用いたほうが優位に弁周囲逆流を減少させる[22]．そのため，ほとんどの施設で術前 CT の計測値で人工弁のサイズを決定しているが，CT では過大評価する可能性もある．

　手技中に MR が増悪する場合，弁留置の血行動態に悪影響を及ぼし，術後に改善しないこともある[23, 24]．MR が，弁自体または弁周囲の構造物による一次性のものか（ワイヤーと腱索の干渉，腱索断裂，弁穿孔），間接的な原因による二次性のものか（左室機能低下，急激な左室拡大，SAM）を

表3 弁周囲逆流の重症度評価

5 段階評価	trace	mild	mild～ moderate	moderate	moderate ～severe	severe
3 段階評価	trace	mild	mild	moderate	moderate	severe
大動脈造影	Grade 1	Grade 1	Grade 1	Grade 2	Grade 2	Grade 3
AR index	>25	>25	>25	10～25	10～25	<10
人工弁の 位置	正常	正常	正常	正常	異常	異常
ジェット 起始部	狭い	狭い	広い	広い	広い	広い
複数の ジェット	可能性あり	しばしば	しばしば	しばしば	通常	通常
吸い込み 血流	なし	なし	なし	可能性あり	しばしば	しばしば
Vena contracta 幅（mm） 面積（mm²）	<2 <5	<2 5～10	2～4 10～20	4～5 20～30	5～6 30～40	>6 >40
ジェット幅 /左室流出 路径（%）	<5	5～15	15～30	20～30	30～40	>40
短軸での割 合（%）	<10	<10	10～20	20～30	>30	>30

Plbarot P, et al. JACC Cardiovasc Imaging. 2015; 8: 340–60[25] より改変.

判断し対応する．弁留置後は弁周囲逆流の有無を評価し，追加治療が必要かどうかを検討する．TAVI 弁留置後の弁周囲逆流評価は 5 段階評価が推奨されており表3，moderate～severe 以上で追加治療を積極的に検討することが推奨されている[25]．

非心臓手術における TEE の使用

非心臓手術での TEE の主な適応は，原因不明の高度の循環不全（クラス Ⅰ–B）[26]や低酸素血症である[27, 28]．非心臓手術で術中 TEE を使用した際

JCOPY 498-05546

に，高頻度に認められた所見は，循環血液量減少，左室駆出率低下，右心不全，収縮能異常と肺塞栓症であったと報告されている[29]．周術期心筋梗塞のリスクが高いと考えられた患者に対して TEE を使用した場合，強心薬管理が 47%，輸液管理が 24% で変化した[30] とする報告や，術中の循環動態不安定のリスクが高い患者に TEE を使用した場合，81% の症例で術中管理に影響したとする報告もみられる[31]．左心機能評価において eyeballing は有用である[32]．心停止では TEE により肺血栓塞栓症，心タンポナーデ，循環血液量減少，心不全を鑑別できる[33]．

TEE の禁忌と合併症

ASE ガイドラインにおける TEE の絶対的禁忌は，消化器穿孔，食道狭窄，食道腫瘍，食道穿孔・裂傷，食道憩室，活動性上部消化管出血がある[5]．合併症の 1 つに食道穿孔があり，診断 TEE における頻度は 0.01% 未満であるのに対し，術中 TEE では 0～0.3%[5] で，さらには術中 TEE での食道穿孔は，死亡率が 10～54%[34, 35] と予後が悪い．挿入時にビデオ喉頭鏡を使用，ノブのロックを解除して操作，抵抗があった場合に無理に押し進めないなどの注意が必要である．小児の使用では，気道閉塞・換気困難（血管輪や気管軟化症に多い），低血圧（血管輪や総肺静脈還流異常症に多い），事故抜管がある[36]．プローブ挿入はモニター下で愛護的に挿入し，呼吸循環に異常が生じた場合は，プローブを抜去する．プローブを介した感染の報告では，プローブ先端の小さな傷を介している危険性が指摘されており，プローブカバーの使用が推奨される[37]．

■参考文献

1）2020 年改訂版 弁膜症治療のガイドライン．2020．https://www.j-circ.or.jp/old/guideline/pdf/JCS2020_Izumi_Eishi.pdf（2020 年 7 月 16 日閲覧）
2）Nishimura RA, Otto CM, Bonow RO, et al. 2014 AHA/ACC guideline for the management of patients with valvular heart disease: a report of the American College of Cardiology/American Heart Association Task Force on Practice Guidelines. J Thorac Cardiovasc Surg. 2014; 148: e1-132.
3）Sabbagh AE, Reddy YNV, Nishimura RA. Mitral valve regurgitation in the contemporary era: insights into diagnosis, management and future directions. J Am Coll Cardiol Img. 2018; 11: 628-43.

4) Carpentier A. Cardiac valve surgery-The French Correction. J Thorac Cardiovasc Surg. 1983; 86: 323-37.

5) Hahn RT, Abraham T, Adams MS, et al. Guidelines for performing a comprehensive transesophageal echocardiographic examination: recommendations from the American Society of Echocardiography and the Society of Echocardiography and the Society of Cardiovascular Anesthesiologists. J Am Soc Echocardiogr. 2013; 26: 921-64.

6) Omran AS, Woo A, David TE, et al. Intraoperative transesophageal echocardiography accurately predicts mitral valve anatomy and suitability for repair. J Am Soc Echocardiogr. 2002; 15: 950-7.

7) Shimokawa T, Kasagawa H, Katayama Y, et al. Mechanisms of recurrent regurgitation after valve repair for prolapsed mitral valve disease. Ann Thorac Surg. 2011; 91: 1433-8.

8) Faletra FF, Demertzis S, Pedrazzini G, et al. Three-dimensional transesophageal echocardiography in degenerative mitral regurgitation. J Am Soc Echocardiogr. 2015; 28: 437-48.

9) Kasel AM, Cassese S, Bleiziffer S, et al. Standardized imaging for aortic annular sizing: implications for transcatheter valve selection. JACC Cardiovasc Imaging. 2013; 6: 249-62.

10) Boodhwani M, de Kerchove L, Glinerr D, et al. Repair-oriented classification of aortic insufficiency: impact on surgical techniques and clinical outcomes. J Thorac Cardiovasc Surg. 2009; 137: 286-94.

11) Vahnian A, Alfieri O, Andreotti F, et al. Guidelines on the management of valvular heart disease(version 2012). Euro Heart J. 2012; 33: 2451-96.

12) Le Polain de Waroux JB, Pouleur AC, Goffinet C, et al. Functional anatomy of aortic regurgitation: accuracy, prediction of surgical repairability, and outcome implications of transesophageal echocardiography. Circulation. 2007; 11: I264-9.

13) Schafers HG, Schmied W, Marom G, et al. Cusp height in aortic valves. J Thorac Cardiovasc Surg. 2013; 2: 269-74.

14) Preoperative aortic root geometry and postoperative cusp configuration primarily determine long-term outcome after valve-preserving aortic root repair. J Thorac Cardiovasc Surg. 2012; 6: 1389-95.

15) Le Polain de Waroux JB, Pouleur AC, Robert A, et al. Mechanisms of reccurent aortic regurgitation after aortic valve repair: predictive valve of intraoperative transesophageal echocardiography. JACC Cardiovasc Imaging. 2009; 2: 931-9.

16) Pettersson GB, Crucean AC, Savage R, et al. Toward predictable repair of regurgitant aortic valves: a systematic morphology-directed approach to bicommissural repair. J Am Coll Cardiol. 2008; 52: 40-9.

17) Habib G, Lancellotti P, Antunes MJ, et al. 2015 Guidelines for the manage-

ment of infective endocarditis: The Task Force for the Management of Infective Endocarditis of the European Society of Cardiology (ESC). Enclosed by European Association for Cardio-Thoracic Surgery (EACTS), the European Association of Nuclear Medicine (EANM). Eur Heart J. 2015; 36: 3075-128.

18) Baddour LM, Wilson WR, Bayer AS, et al. Infective endocarditis in adults: diagnosis, antimicrobial therapy, and management of complications: a scientific statement for healthcare professionals from the American Heart Association. Circulation. 2015; 132: 1435-86.

19) Feldman T, Kar S, Rinaldi M, et al. Percutaneous mitral repair with the MitraClip system: safety and midterm durability in the initial EVEREST (Endovasucular Valve Edge-to-Edge REpair Study) cohort. J Am Coll Cardiol. 2009; 54: 686-94.

20) Boekstegers P, Hausleiter J, Baldus S, et al. Perculaneous interventional mitral regurgitation treatment using the MitralClip system. Clin Res Cardiol. 2014; 103: 85-96.

21) Hahn RT, Little SH, Monaghan MJ, et al. Recommendations for comprehensive intraprocedual echocardiographic imaging during TAVR. JACC Cardiovasc Imaging. 2015; 8: 261-87.

22) Jilaihawi H, Doctor N, Kashif M, et al. Aortic annular sizing for transcatheter aortic valve replacement using cross-sectional 3-dimensional transesophageal echocardiography. J Am Cardiol. 2013; 61: 908-16.

23) Coretes C, Amat-Santos IJ, Nombela-Franco L, et al. Mitral regurgitation after transcatheter aortic valve replacement: prognosis, imaging, predictors, and potential management. JACC Cardiovasc Interv. 2016; 9: 1603-14.

24) Kiramijyan S, Koifman E, Asch FM, et al. Impact of functional versus organic baseline mitral regurgitation on short-term and long-term outcomes after transcatheter aortic valve replacement. Am J Cardiol. 2016; 117: 839-46.

25) Plbarot P, Hahn RT, Welessman NJ, et al. Assessment of paravalvular regurgitation following TAVR: a proposal of unifying grading scheme. JACC Cardiovasc Imaging. 2015; 8: 340-60.

26) Hillis LD, Smith PK, Anderson JL, et al. 2011 ACCF/AHA guideline for coronary artery bypass surgery. A report of the American College of Cardiology Foundation/American Heart Association Task Force on Practice Guidelines. Developed in collaboration with the American Association for Thoracic Surgery, Society of Cardiovascular Anesthesiologists, and Society of Thoracic Surgeons. J Am Coll Cardiol. 2011; 58: e123-210.

27) American Society of Anesthesiologists and Society of Cardiovascular Anesthesiologists Task Force on Transesophageal Echocardiography. Practice guidelines for perioperative transesophageal echocardiography. An updated report by the American Society of Anesthesiologists and the Society of Car-

diovascular Anesthesiologists Task Force on Transesophageal Echocardiography. Anesthesiology. 2010; 112: 1084-96.

28) Task Force for Preoperative Cardiac Risk Assessment and Perioperative Cardiac Management in Non-cardiac surgery; European Society of Cardiology (ESC), Poldermans D, Bax JJ, Boersma E, et al. Guidelines for pre-operative cardiac risk assessment and perioperative cardiac management in non-cardiac surgery. Eur Heart J. 2009; 30: 2768-812.

29) Jasudavisus A, Arellano R, Martin J, et al. A systemic review of transthoracic and transesophageal echocardiography in non-cardiac surgery: implications for point-of-care ultrasound education in the operating room. Can J Anaesth. 2016; 63: 480-7.

30) Hofer CK, Zollinger A, Rak M, et al. Therapeutic impact of intra-operative transesophageal echocardiography during noncardiac surgery. Anaesthesia. 2004; 59: 3-9.

31) Suriani RJ, Neustein S, Shore-Lesserson L, et al. Intraoperative transesophageal echocardiography during noncardiac surgery. J Cardiothorac Vasc Anesth. 1998; 12: 274-80.

32) Gudmundsson P, Rydberg E, Winter R, et al. Visually estimated left ventricular ejection fraction by echocardiography is closely correlated with formal quantitative methods. Int J Cardiol. 2005; 25: 209-12.

33) Reeves ST, Finley AC, Skubas NJ, et al. Special article: basic perioperative transesophageal echocardiography examination: a consensus statement of the American Society of Echocardiography and the Society of Cardiovascular Anesthesiologists. Anesth Analg. 2013; 117: 543-58.

34) Lecharny JB, Philip I, Depoix JP. Oesophagotracheal perforation after intraoperative transoesophageal echocardiography in cardiac surgery. Br J Anaesth. 2002; 88: 529-4.

35) Massey SR, Pitsis A, Mehta D, et al. Oesphageal perforation following perioperative transoesophageal echocardiography. Br J Anaesth. 2000; 84: 643-6.

36) Puchalski MD, Lui GK, Miller-Hance WC, et al. Guidelines for performing a comprehensive transesophageal echocardiographic: examination in children and all patients with congenital heart disease: recommendations from the American Society of Echocardiography. J Am Soc Echocardiogr. 2019; 32:173-215.

〈伊藤明日香〉

14 血液凝固モニタリング

> ▶Positive list

☑ 凝固能評価を目的とした point-of-care testing（POCT）は凝固時
間または血液粘弾性テストに大別され，各種テストと一般凝固検査
の結果間には高い相関が示されている．

☑ 人工心肺手術における輸血管理において POCT を取り入れた止血
戦略を行うことで，同種血製剤の総使用量が削減されることが報告
されている．

> ▶Negative list

☑ 血液粘弾性テストは輸血アルゴリズムに頻用されるが，多くの新規
装置が認可されつつある中，使用装置の異なりが臨床転帰に及ぼす
影響については未だ明らかでない．

☑ POCT の臨床導入により削減された輸血製剤の種類や使用量には
施設格差が報告されているが，これは各医療施設における POCT 導
入前の輸血製剤の使用状況に左右される．

普及が広がる凝固 POCT

人工心肺を用いた心臓手術では，心肺回路への充填液や大量輸液に伴っ
て希釈性の凝固障害が発生する[1-3]．人工心肺離脱時の直接的な術野観察は
輸血投与基準の判定において重要な評価ツールであるが，外科的出血と止
血凝固障害の鑑別は容易ではない．そのため，適正な輸血療法を施行する

ためには適宜に凝固検査を用いてモニタリングを行う必要がある．中央検査室において血漿検体を用いて施行される一般凝固検査は検体搬送や血漿分離の所要時間から，近年では全血を用いて手術室内で測定可能なPOCTが広く普及しつつある．

Activated clotting time（ACT, 活性化凝固時間）は未分画ヘパリンの薬効モニタリングとして必要不可欠な検査となっているが，ヘパリン拮抗後の止血管理に拡大適応することには限界がある．ACTはヘパリンの投与以外にも，フィブリノゲン，プロトロンビン，第XIII因子などの凝固因子活性，アンチトロンビンなどの抗凝固因子活性，血小板数やその機能といった多要因により強く影響されることを認識する必要がある[4]．近年，血液検体の粘弾性（viscoelasticity）を可視化させることで，その測定結果を止血管理に応用する方法が心臓外科領域を中心に用いられている．本邦で利用できる血液粘弾性装置にはトロンボエラストメトリー（ROTEM®），トロンボエラストグラフィー（TEG®），Sonoclot®，Quantra™，スポットケム-HS，ClotPro®などがあり，近年になりその選択肢が大きく拡大している．Quantra™のSEERソノレオメトリー法，スポットケム-HSの誘導率スペクトル法といった新しい原理が登場しているが[5]，全血検体の血液粘弾性を光学的に検出させるという基本的な測定概念については同様である．各装置では凝固活性剤や添加薬物を変更させることで独自の測定系を展開しているが，内因系または外因系凝固活性剤による粘弾性変化を観察するテストが中心となる．複数の装置では，血小板の寄与を除外することでフィブリン粘弾性を評価するテストが利用可能であり，その臨床汎用性は高い[6]．さらには，残存ヘパリンや線溶反応亢進を検出するテストを併用することで止血異常の病態の多角的な評価が可能である．近年になり，いくつかの装置では自動化に伴い測定手技が簡略化されつつあり，これは測定者間誤差の軽減にも寄与している．

血液粘弾性装置が普及する一方で，凝固時間測定の原理に基づいた全血プロトロンビン時間（PT）や全血フィブリノゲン濃度が測定可能なPOCTの臨床導入も加速している．全血PTおよびPT/INR（国際標準化）測定器として，コアグチェック®，Hemochron®（ヘモクロンシグニチャーエリート），CG02Nなどが本邦で利用可能である．全血PTはワルファリン

JCOPY 498-05546

服用患者の緊急心臓手術などで，薬効残存や拮抗治療の効果判定に有用である[7]．ヘパリン拮抗物質を内在させた全血PTも開発されており，高用量の未分画ヘパリンを使用する人工心肺手術での応用が試みられている[8]．また，全血PTは外因系凝固因子活性やトロンビン活性とも中等度の相関を有することが示されており，トロンビン生成の低下をモニタリングするのに有用となろう[8]．出血時におけるフィブリノゲン補充の重要性が強調されている中[9]，全血フィブリノゲン濃度を用いることで時間軸を意識したフィブリノゲンの補充療法が可能となる．欧米では同測定は実用化されていないが，本邦ではCG02Nによる測定テストの1つとして利用できる．人工心肺手術において，全血フィブリノゲン濃度は標準的な血漿フィブリノゲン測定法に高い相関を有していることが示されている[10]．また，同テストは周術期に問題となりやすいコロイド輸液やヘパリンにも影響を受けにくいという特徴を有している．

凝固POCTについては全血活性化部分トロンボプラスチン時間の周術期導入といった新しい知見も報告されているが[11]，ヘマトクリット値の変動が測定結果に及ぼす影響[6]や高価なランニングコストといった解決されるべき課題も残されている．今後さらなる改良が期待されるとともに，検査の欠点を踏まえた状況に応じたテストの使い分けが行える臨床対応が求められている．

輸血アルゴリズムとその効果

心臓手術において順序立てた止血戦略を構築する上で，POCTで得られた結果を輸血アルゴリズムに反映させるプロセスが重要となる 図1．Weberらは心臓手術患者（n＝100）を，血小板数，ACT，血漿フィブリノゲン，血漿PTから構成された輸血アルゴリズム（従来群）とROTEM®を用いた輸血アルゴリズム（POCT群）に振り分け，単一施設前向き比較試験を行った[12]．結果，赤血球製剤の使用量は従来群に比較してPOCT群で有意に少なく［median: 5単位 vs 3単位］，また，血小板製剤の使用量も少なかった［median: 5単位 vs 0単位］．さらに，術後12時間出血量はPOCT群で有意に少なかった［median: 800 mL vs 425 mL］．Karkoutiらは，輸血アルゴリズムを未導入であったカナダ国内の12施設を対象に

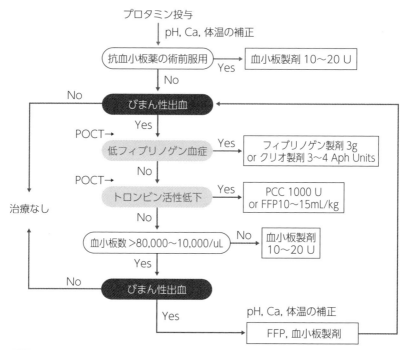

図1　人工心肺手術における輸血アルゴリズム

1例を示す．低フィブリノゲン血症やトロンビン活性低下に基づく凝固障害をPOCTにより迅速に診断することで，凝固因子補充療法のプロセスを改善させる．どの装置を用いるべきか，閾値をどれくらいに設定するか，また輸血製剤の選択順位といった核となる点についてはさらなる検討が必要である．一方，各施設の診療状況に合わせた独自のアルゴリズムを構築していくことも求められている．

POCT: point-of-care testing，PCC: プロトロンビン複合体製剤，FFP: 新鮮凍結血漿

stepped-wedge法を用いた前向き試験を行い，輸血アルゴリズム導入が心臓手術における輸血使用量に及ぼす影響を調査した[13]．輸血アルゴリズムに使用されたPOCTは，ROTEM®およびPlateletworks®であった．結果，POCT群（n＝3,847）では対照群（n＝3,555）に比較して，赤血球製剤輸血［相対リスク: 0.91（95% CI, 0.85-0.98）］，血小板製剤輸血［相対リスク: 0.77（95% CI, 0.68-0.87）］，大出血発生率［相対リスク: 0.83（95% CI, 0.72-0.94）］が有意に減少し，輸血アルゴリズム導入を支持する結果であった．

輸血診療体制は各国間で大きな異なりがあるため諸外国の研究結果を本邦に導入するには慎重さが求められるが，近年，本邦からのエビデンスも徐々に蓄積されつつある．Nakayama らは先天性心臓手術患者を対象に単一施設前向き比較試験を行っている[14]．同研究では，78 名の患児においてROTEM®の各種テストを測定し，重回帰分析結果から術後出血量と特に強い関連が見出された 2 つの測定項目を抽出し，それに基づいた輸血アルゴリズムを作成している．次に，100 名の患児を POCT 輸血群と従来輸血群の 50 名ずつに無作為に振り分けて，輸血アルゴリズムが臨床アウトカムに与える影響を前向きに調査した．結果，従来群に比較して，POCT 輸血群では術後 12 時間出血量［median：16 mL/kg vs 9 mL/kg］と赤血球輸血量［median：23 mL/kg vs 11 mL/kg］が有意に少なく，集中治療室の在室期間も短くなった［median：71 時間 vs 60 時間］．また，Ichikawa らによる人工心肺手術患者における前向き観察研究においても，ROTEM®を用いた POCT 群は対照群に比較して赤血球輸血および新鮮凍

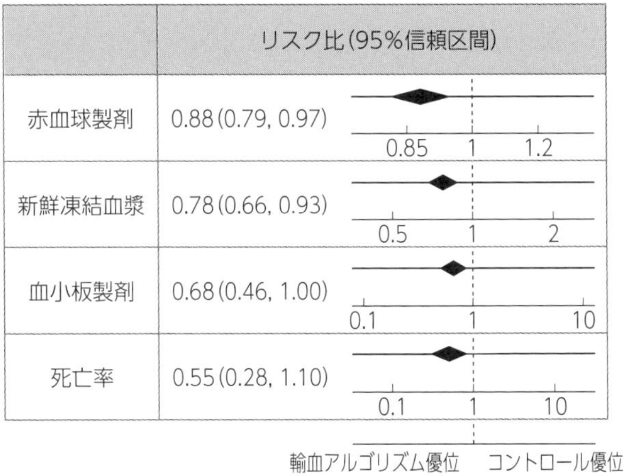
リスク比（95％信頼区間）
赤血球製剤
0.88（0.79, 0.97）
0.85
1
1.2
新鮮凍結血漿
0.78（0.66, 0.93）
0.5
1
2
血小板製剤
0.68（0.46, 1.00）
0.1
1
10
死亡率
0.55（0.28, 1.10）
0.1
1
10
輸血アルゴリズム優位
コントロール優位

図 2　血液粘弾性テストを用いた止血管理
心臓手術を対象にした 15 の無作為化比較試験（n＝8,737）を対象にしたメタ解析では，血液粘弾性テストの導入により各種同種血製剤の削減効果が示されている．一方，死亡率は低い傾向にあったものの優位ではなく，また多くの試験でバイアスリスクが高いことも示されている．
Serraino GF, et al. Br J Anaesth. 2017; 118: 823-33[16] より改変.

結血漿の使用量が減少したことが報告されている[15].

　これらのように，心臓手術において POCT を組み入れた輸血戦略は輸血使用量を削減することで，大量出血患者の転帰をも改善させる可能性を有している．現状では血液粘弾性装置が輸血アルゴリズムの中核として採用しやすいが，血液粘弾性装置または全血凝固時間のいずれを用いるべきかという疑問は未解決である．メタ解析では血液粘弾性装置の有用性を報告した無作為化比較試験の多くでバイアスリスクが高いことが報告されており，患者転帰の改善効果などについても明らかとされていない 図2 [16]．削減される輸血製剤の種類や使用量には施設格差が認められることが報告されているが，これについても明確な回答が得られていないのが現状である．これらの問いに解答するためには，質の確保された研究結果に基づいたエビデンス集積が必要となろう.

コラム 術野止血は共同作業

　心臓麻酔診療を円滑に推し進めるには心臓外科医からの信頼を勝ち取る必要がある．心肺離脱時に際して，不安定な血行動態を薬理学的アプローチで適正化させる，経食道心エコーを用いて decision-making をリードするといったことで彼らとの距離が大きく近づいたように感じることがある．止血困難例において魔法のような止血を披露することは，それらに匹敵する効果があるかもしれない．遺伝子組み換え活性型第Ⅶ因子製剤やプロトロンビン複合体製剤の適用外使用はこれら局面を演出しやすいが，高度の血栓症リスクを有していることも事実であり，まさしく'諸刃の剣'と言えよう[17]．彼らからの信頼だけでなく患者をも失いかねない治療オプションであることを認識し，十分な協議を重ねてから使用することが望まれる．「先生が麻酔してくれるときは不思議とほとんど出血しないんだよね」と彼らに褒められるくらいが，ちょうどよいのかもしれない.

JCOPY 498-05546

■参考文献

1) Ogawa S, Szlam F, Chen EP, et al. A comparative evaluation of rotation thromboelastometry and standard coagulation tests in hemodilution-induced coagulation changes after cardiac surgery. Transfusion. 2012; 52: 14-22.

2) Ogawa S, Ohnishi T, Hosokawa K, et al. Haemodilution-induced changes in coagulation and effects of haemostatic components under flow conditions. Br J Anaesth. 2013; 111: 1013-23.

3) Takeshita S, Ogawa S, Nakayama Y, et al. Prohemostatic activity of factor X in combination with activated factor VII in dilutional coagulopathy. Anesth Analg. 2019; 129: 339-45.

4) Aylsworth CL, Stefan F, Woitas K, et al. New technology, old standards: disparate activated clotting time measurements by the Hemochron Jr compared with the standard Hemochron. Ann Thorac Surg. 2004; 77: 973-6.

5) Groves DS, Welsby IJ, Naik BI, et al. Multicenter evaluation of the Quantra QPlus System in adult patients undergoing major surgical procedures. Anesth Analg. 2020; 130: 899-909.

6) Ogawa S, Szlam F, Bolliger D, et al. The impact of hematocrit on fibrin clot formation assessed by rotational thromboelastometry. Anesth Analg. 2012; 115: 16-21.

7) Ogawa S, Szlam F, Ohnishi T, et al. A comparative study of prothrombin complex concentrates and fresh-frozen plasma for warfarin reversal under static and flow conditions. Thromb Haemost. 2011; 106: 1215-23.

8) Okabayashi S, Ogawa S, Tanaka KA, et al. A comparative study of point-of-care prothrombin time in cardiopulmonary bypass surgery. J Cardiothorac Vasc Anesth. 2018; 32: 1609-14.

9) 小川 覚, 宮田茂樹. フィブリノゲンが止血に果たす役割―希釈性凝固障害における補充療法. 血栓止血誌. 2016; 27: 328-38.

10) Ogawa S, Tanaka KA, Nakajima Y, et al. Fibrinogen measurements in plasma and whole blood: a performance evaluation study of the dry-hematology system. Anesth Analg. 2015; 120: 18-25.

11) Takeshita S, Tanaka KA, Sawa T, et al. Whole blood point-of-care testing for incomplete reversal with idarucizumab in supratherapeutic dabigatran. Anesth Analg. 2020; 130: 535-41.

12) Weber CF, Gorlinger K, Meininger D, et al. Point-of-care testing: a prospective, randomized clinical trial of efficacy in coagulopathic cardiac surgery patients. Anesthesiology. 2012; 117: 531-47.

13) Karkouti K, Callum J, Wijeysundera DN, et al. Point-of-care hemostatic testing in cardiac surgery: a stepped-wedge clustered randomized controlled trial. Circulation. 2016; 134: 1152-62.

14) Nakayama Y, Nakajima Y, Tanaka KA, et al. Thromboelastometry-guided intraoperative haemostatic management reduces bleeding and red cell transfusion after paediatric cardiac surgery. Br J Anaesth. 2015; 114: 91-102.

15) Ichikawa J, Marubuchi T, Nishiyama K, et al. Introduction of thromboelastometry-guided administration of fresh-frozen plasma is associated with decreased allogeneic blood transfusions and post-operative blood loss in cardiopulmonary-bypass surgery. Blood Transfus. 2018; 16: 244-52.

16) Serraino GF, Murphy GJ. Routine use of viscoelastic blood tests for diagnosis and treatment of coagulopathic bleeding in cardiac surgery: updated systematic review and meta-analysis. Br J Anaesth. 2017; 118: 823-33.

17) Ogawa S, Richardson JE, Sakai T, et al. High mortality associated with intracardiac and intrapulmonary thromboses after cardiopulmonary bypass. J Anesth. 2012; 26: 9-19.

〈小川 覚，吉井龍吾〉

15 局所脳酸素飽和度（rSO₂）の活用

> **Positive list**

☑脳酸素モニターとして中枢神経系合併症を予防できる.
☑脳血流自動調節能が心臓手術中に保たれているかをモニターできる.
☑人工心肺の送脱血不良を検知できる.
☑胸部大動脈ステントグラフト内挿術で脳虚血を検知できる.

> **Negative list**

☑ rSO_2 の絶対値の信頼性が低く，危険値が存在しない.
☑ rSO_2 の測定値は頭蓋外血流（頭皮の血流）を含んでいる.

　近赤外線分光法による局所脳酸素飽和度測定は，現在，人工心肺を用いる心臓手術，頸動脈手術で保険収載されている. ガイドラインでも心臓手術での使用は推奨されている[1]. 局所脳酸素飽和度（regional cerebral oxygen saturation：rSO_2）は非侵襲的に脳酸素飽和度を連続測定できるという利点がある. 一方で，rSO_2 の値は機種間でばらつきがあり[2]，値そのもので低酸素状態になっているかどうかの判断はつけづらいという欠点もある. 本稿では，心臓麻酔の分野で rSO_2 の利点はどこにあるのか，欠点はどこにあるのかについて言及し，臨床現場で rSO_2 を使用する際の一助となれば幸いである.

rSO$_2$ の心臓麻酔における positive list

1. 脳酸素モニターとして

　rSO$_2$ は，脳酸素モニターとして近年その使用頻度は上昇している．脳の酸素化を評価することは簡単ではなかった．rSO$_2$ が登場する以前は，内頸静脈球部の先端にオキシメトリーのついたカテーテルを逆行性に挿入して内頸静脈球部酸素飽和度（jugular bulb oxygen saturation：SjO$_2$）を測定していた．

　心臓手術は，術後中枢神経系合併症の頻度が高く，脳酸素モニターに対する関心は高かった．術後脳卒中から，高次脳機能障害まで中枢神経系合併症は多岐にわたるが，SjO$_2$ のモニタリングを行い SjO$_2$ の低下が高次脳機能障害の発症と関連しているのではないかとされ，多くの研究がなされたが結論を出すには至らなかった．

　その流れを汲んで，SjO$_2$ のような侵襲性を伴わず，前額部にセンサーを内蔵したシールを貼付するだけで脳酸素飽和度が測定できる rSO$_2$ は，術中に使用されるようになった．rSO$_2$ と術後高次脳機能障害との関係を調べた研究がある[1,2]．

　高次脳機能障害は，意識，記憶，遂行能力，感覚認識，動作，言語，注意力の 7 つの機能に分類される．術中の rSO$_2$ の低下が術後の高次脳機能障害と関連しているのかについてはいくつかの報告がなされているが，高次脳機能を評価するテストの種類にばらつきがあり，術後の評価する時期にもばらつきがある．さらに，鎮静，麻薬，電解質など多くの交絡因子を含んでいるため解釈に注意を要する．観察研究では 4 つの報告が，rSO$_2$ の低下と，高次脳機能低下との関連を指摘し[3-6]，2 つは否定している[7,8]．ただ，サンプルサイズが 35〜128 人と小さく，否定するには不十分である．このように，rSO$_2$ を高次脳機能障害の予防に使うには，まださまざまな問題点を含んでいる．

　ここまでは，高次脳機能障害と手術中の rSO$_2$ の関連性をみてきたが，積極的に rSO$_2$ の値により，昇圧，輸血などの介入を行い，高次脳機能障害，術後せん妄の発症率を改善できるかに取り組んだ研究もある[9,10]．しかしながら，積極的に介入した群と介入しなかった対照群とでは，術後せん妄，

JCOPY 498-05546

高次脳機能障害ともに発症率には差がなかった．低酸素状態が単純に，せん妄，高次脳機能障害といった中枢神経系合併症と関連しているわけではなさそうである．しかし，復温時のrSO$_2$の低下は何らかの形で，術後の中枢神経系合併症には関与している可能性があり，今後の研究に期待がかかる．

2. 脳血流自動調節能のモニターとして

　脳には，脳灌流圧が低下しても，血管径の調節性の高い脳軟膜動脈などの拡張により脳血流を一定に維持する仕組みがあり，脳血流自動調節能と呼ばれている．また，脳の代謝が低下すると脳血流は減少し，過剰な血流が脳に流れない仕組みがあり，脳血流代謝カップリング（flow-metabolic coupling）と呼ばれている．

　心臓手術の人工心肺中に脳血流自動調節能や，脳血流代謝カップリングが保たれているのかは，動物実験で確かめられており，超低体温循環停止や高灌流圧でなければ，自動調節能は維持されていると報告されている[11, 12]．しかし，脳血流自動調節能は高血圧の患者では，脳血流が維持される血圧の範囲は高い方向にシフトしているとされており，高血圧の患者が低血圧状態になると脳血流は維持されないことになる．脳血流が維持される血圧の範囲は，個人個人によってばらつきがあることが予想される．個々に，脳血流自動調節能が維持されているのかを確かめる方法があり，元来は，経頭蓋超音波ドップラーを用いて計測されていた[13]．それをrSO$_2$を用いて行う方法を提案したグループがある．具体的にはオーバーラップしない10秒間のrSO$_2$の平均値と血圧の平均値の移動ピアソン相関係数を計算する．それが，1に近ければ，自動調節能が障害されているとする．本来，rSO$_2$は脳代謝が一定であれば，脳血流の変化に反応し，脳血流が減少すれば，rSO$_2$も減少し，脳血流が増加すればrSO$_2$も増加する関係にある．自動調節能が維持されていると，血圧が変動しても脳血流は変化しないため，血圧とrSO$_2$は連動しない．しかし，自動調節能が破綻すると血圧とrSO$_2$は連動するのでその現象を利用して自動調節能が維持されているかを確かめようというものである[14, 15]．この技術を用いて人工心肺を用いた心臓手術で脳血流自動調節能が障害された場合，術後の高次脳機能障

害を起こしやすいという報告もあり[16]，今後，期待される rSO_2 モニタリングの方法である．

3．人工心肺中のモニタリングとして

　人工心肺を確立する際に，送血管，脱血管などを大血管に挿入する必要がある．しかし，場合によってはこれらがうまく挿入されないケースがあり，重大な合併症を引き起こすことがある．特に小児の場合，脱血不良や送血不良は死に至るケースもあり得る．小児で送血管を上行大動脈に刺入する場合，少し深くなると容易に腕頭動脈に迷入してしまい，全身に送られるべき血液が腕頭動脈のみに送られ，右大脳半球は浮腫を起こし，左大脳半球は低酸素に陥る可能性がある[17]．rSO_2 はその検知に役立つことがあり，その点でも心臓手術ではモニタリングは行うべきであろう．

4．胸部大動脈ステントグラフト内挿術

　胸部大動脈瘤でステントグラフト内挿術を行う場合で，左頸動脈までステントグラフトが被覆する場合（zone 1, 2）は，左頸動脈に右腕頭動脈からバイパス手術を行う．その際左頸動脈の吻合時は頸動脈遮断を伴う．その際のモニタリングとして rSO_2 は有用であり，ガイドラインでも使用を推奨している．頸動脈遮断中に rSO_2 が低下すると昇圧などで対応する必要があり，これも重要なモニタリングとなる．

rSO_2 の心臓麻酔における negative list

1．rSO_2 の絶対値が信頼できないこと

　これは今までにも言及されているが，近赤外線分光法による酸素飽和度測定で rSO_2 以外にも身近に使用しているものがある．動脈血酸素飽和度（SpO_2）を測定するパルスオキシメーターである．SpO_2 と rSO_2 の大きな違いは，SpO_2 には絶対値としての危険値が存在することである．SpO_2 は96％になるとさすがに，やや低いという認識があるが，rSO_2 の場合，絶対値としての危険値が存在しない．これは,測定アルゴリズムによるもので，いくつかの仮定を含んでいるが，個人差のあるものも一定値として計算し

JCOPY 498-05546

ていることに起因する. rSO_2 は測定後安定したところでそれを基準値として基準値から 20%, もしくは 30% 以上低下した場合に虚血が起こっているとみなす.

Positive list で言及した中枢神経障害の予測に関して, きれいな予測方法として成立しなかったのには, 個人個人での rSO_2 の測定値のばらつきも起因している可能性がある.

2. rSO_2 の測定値への頭蓋外血流の影響

これも古くから指摘されてきたが, rSO_2 は前額部にセンサーを貼るが, 皮下, 頭蓋骨, 髄液層を経てようやく脳実質にたどり着く. その間, 特に皮下組織は血流があるため, 皮下の酸素を含んだ血流が rSO_2 にも含まれる可能性がある. 実際に, ボランティアを対象にした研究で, 前額部に駆血帯を巻き, その上部に rSO_2 のセンサーを貼り, 駆血すると rSO_2 の値が低下したという報告がある[18]. この研究では 3 機種を試しているが, 機種間でも皮下組織血流の rSO_2 に対する影響が異なっていた. さらに, 前額部を駆血し, 同時に体位変換を行った研究もあるが, 駆血, 体位変換ともに rSO_2 は影響を受けていた[19]. これらのことを考えると, 心臓麻酔中の rSO_2 の値も真の値をとらえるのは困難であり, トレンドとしての変化をとらえるのが限界かもしれない.

まとめ

心臓麻酔において rSO_2 の positive list と negative list についてみてきたが, rSO_2 の絶対値の信頼性の低さが, rSO_2 の有用性を低下させていると思われる.

rSO_2 は現在も新しい機種が開発されており, 値の信頼も向上しつつはある. 非侵襲的に連続測定が行えるというメリットを最大限に生かして, 今後臨床現場で活躍することが期待される.

コラム rSO₂ の値が出ない！

　今までに 2 例ほど経験しているが，どうやっても rSO₂ の値が出ないということがある．「センサーが貼られていない」などのエラーメッセージが出ることがある．幸い，当院には rSO₂ が現在 4 機種あり，次々に機種を交換して試してみた．それで判明したのは，NIRO-200NX™（浜松ホトニクス社）は他の機種がだめでも rSO₂ の値が表示されるということであった．あとから頭部 CT を確認してわかったことは，頭蓋骨と脳実質の間に髄液層で満たされた隙間があり，脳実質に近赤外線がうまく到達していなかったのではないかと推察された．機種によって近赤外線が到達できる深さには差があり，場合によっては rSO₂ 自体の測定ができないことは，念頭に置く必要がある．これは，rSO₂ の測定は機種ごとに差があり，絶対値の解釈も異なるということであり，常に考えておく必要がある．

■参考文献

1) Yoshitani K, Kawaguchi M, Ishida K, et al. Guidelines for the use of cerebral oximetry by near-infrared spectroscopy in cardiovascular anesthesia: a report by the cerebrospinal division of the academic committee of the Japanese Society of Cardiovascular Anesthesiologists(JSCVA). J Anesth. 2019; 33: 167-96.

2) Bickler PE, Feiner JR, Rollins MD. Factors affecting the performance of 5 cerebral oximeters during hypoxia in healthy volunteers. Anesth Analg. 2013; 117: 813-23.

3) de Tournay-Jette E, Dupuis G, Bherer L, et al. The relationship between cerebral oxygen saturation changes and postoperative cognitive dysfunction in elderly patients after coronary artery bypass graft surgery. J Cardiothorac Vasc Anesth. 2011; 25: 95-104.

4) Fudickar A, Peters S, Stapelfeldt C, et al. Postoperative cognitive deficit after cardiopulmonary bypass with preserved cerebral oxygenation: a prospective observational pilot study. BMC Anesthesiol. 2011; 11: 7.

5) Schoen J, Husemann L, Tiemeyer C, et al. Cognitive function after sevoflurane- vs propofol-based anaesthesia for on-pump cardiac surgery: a randomized controlled trial. Br J Anaesth. 2011; 106: 840-50.

6) Schoen J, Meyerrose J, Paarmann H, et al. Preoperative regional cerebral

oxygen saturation is a predictor of postoperative delirium in on-pump cardiac surgery patients: a prospective observational trial. Crit Care. 2011; 15: R218.

7) Hong SW, Shim JK, Choi YS, et al. Prediction of cognitive dysfunction and patients' outcome following valvular heart surgery and the role of cerebral oximetry. Eur J Cardiothorac Surg. 2008; 33: 560-5.

8) Reents W, Muellges W, Franke D, et al. Cerebral oxygen saturation assessed by near-infrared spectroscopy during coronary artery bypass grafting and early postoperative cognitive function. Ann Thorac Surg. 2002; 74: 109-14.

9) Holmgaard F, Vedel AG, Rasmussen LS, et al. The association between postoperative cognitive dysfunction and cerebral oximetry during cardiac surgery: a secondary analysis of a randomised trial. Br J Anaesth. 2019; 123: 196-205.

10) Lei L, Katznelson R, Fedorko L, et al. Cerebral oximetry and postoperative delirium after cardiac surgery: a randomised, controlled trial. Anaesthesia. 2017; 72: 1456-66.

11) Haldenwang PL, Strauch JT, Mullem K, et al. Effect of pressure management during hypothermic selective cerebral perfusion on cerebral hemodynamics and metabolism in pigs. J Thorac Cardiovasc Surg. 2010; 139: 1623-31.

12) Strauch JT, Spielvogel D, Lauten A, et al. Optimal temperature for selective cerebral perfusion. J Thorac Cardiovasc Surg. 2005; 130: 74-82.

13) Xiong L, Liu X, Shang T, et al. Impaired cerebral autoregulation: measurement and application to stroke. J Neurol Neurosurg Psychiatry. 2017; 88: 520-31.

14) Joshi B, Brady K, Lee J, et al. Impaired autoregulation of cerebral blood flow during rewarming from hypothermic cardiopulmonary bypass and its potential association with stroke. Anesth Analg. 2010; 110: 321-8.

15) Ono M, Joshi B, Brady K, et al. Risks for impaired cerebral autoregulation during cardiopulmonary bypass and postoperative stroke. Br J Anaesth. 2012; 109: 391-8.

16) Kumpaitiene B, Svagzdiene M, Sirvinskas E, et al. Cerebrovascular autoregulation impairments during cardiac surgery with cardiopulmonary bypass are related to postoperative cognitive deterioration: prospective observational study. Minerva Anestesiol. 2019; 85: 594-603.

17) Gottlieb EA, Fraser CD Jr, Andropoulos DB, et al. Bilateral monitoring of cerebral oxygen saturation results in recognition of aortic cannula malposition during pediatric congenital heart surgery. Paediatr Anaesth. 2006; 16: 787-9.

18) Davie SN, Grocott HP. Impact of extracranial contamination on regional cerebral oxygen saturation: a comparison of three cerebral oximetry tech-

nologies. Anesthesiology. 2012; 116: 834-40.

19) Kato S, Yoshitani K, Kubota Y, et al. Effect of posture and extracranial contamination on results of cerebral oximetry by near-infrared spectroscopy. J Anesth. 2017; 31: 103-10.

〈吉谷健司〉

16 人工心肺中の血行動態

> **Positive list**

☑ 人工心肺中の灌流量は慣例的に BSA と温度によって決定されてきた.

☑ 最近の研究では，BSA および温度だけでなく DO_2 に基づいて適切なポンプ流量を決定することが提案されている.

☑ DO_2, VO_2 と VCO_2 から灌流量を決定することで好気性代謝を維持できる可能性がある.

☑ GDP を用いることにより，AKI の発生率を低下させる可能性がある.

☑ GDP を用いることにより，輸血実施基準を明確化できる可能性がある.

> **Negative list**

☑ 人工心肺中の適正平均動脈圧の決定方法は，いまだ統一されていない.

☑ 人工心肺中の適正灌流量の決定方法は，いまだ統一されていない.

☑ 従来，人工心肺中の低灌流圧は心臓合併症発症率および神経学的予後を悪化させるとされてきた．しかし近年，灌流量が同等であれば灌流圧による予後の差はないとする報告もある.

☑ SvO_2 は局所的な低酸素を検知できないので，適切な灌流量を保つためには別の指標を併用する必要がある.

☑ GDP における VCO_2 モニタリングを正確に行うことは容易ではない.

適正平均動脈圧の決定方法

人工心肺（cardiopulmonary bypass：CPB）中に十分な平均動脈圧を目標とすることは，すべての臓器，特に腎臓，脳，消化管の適切な灌流圧を維持するために重要である．

Cornell Coronary Artery Bypass Outcomes Trial（CCABOT）[1] では，患者を高平均動脈圧（mean arterial pressure：MAP）（80〜100 mmHg）群と低 MAP（50〜60 mmHg）群に無作為に割り付け，高 MAP（4.8%）群に比べて低 MAP（12.9%）群のほうが主要な心臓および神経学的合併症の割合が有意に高いことが示された．さらに，60〜70 mmHg の MAP に対して 80〜90 mmHg の MAP で治療した患者では認知機能障害とせん妄が少なかったという報告もある[2]．

最近の無作為化比較試験（RCT）では，心臓手術を受けた 197 人の患者を対象に，CPB 中の平均動脈圧を高 MAP（70〜80 mmHg）と低 MAP（40〜50 mmHg）で比較したところ，神経学的合併症の発生率に差はなかった[3]．本研究ではポンプ流量は 2 群で同じであり，目標灌流圧の達成は，高 MAP 群ではノルアドレナリンの使用量が有意に多いことに基づいていた．特筆すべきは，脳卒中（7.0% vs 1.1%，P＝0.06）と死亡（4.1% vs 0%，P＝0.06）の発生率が高 MAP 群で高値を示す傾向がみられたことである．これは，これまでの RCT とは相反する結果である．また，目標 MAP 80 mmHg で治療した患者と "カスタム" MAP（CPB 以前の MAP に基づく）で治療した患者との間には，死亡率，主要な神経学的または心臓合併症，認知機能の悪化に差はなかったとする報告もある[4]．

従来，CPB 中の MAP は通常 50〜80 mmHg の範囲で受け入れられてきたが，最近では至適血圧を設定するための新しいアプローチが提案されている[5]．この研究では，経頭蓋ドップラーを用いて，脳血流の自己調節能に基づく至適 MAP を評価している．しかし，CPB 中の適正平均動脈圧の決定方法は，いまだ統一されていない[6]．

適正灌流量の決定方法

CPB 中の目標灌流量は，慣例的に体表面積（body surface area：BSA）と温度に応じて決定されてきた[6-8] 表1．中等度の低体温から常温の条件

表1 欧州3学会合同CPBガイドライン CPB中の灌流量についての推奨

Recommendations	Class*	Level**
It is recommended that the pump flow rate be determined before initiation of CPB based on the BSA and the planned	I	C
The adequacy of the pump flow rate during CPB should be checked based on oxygenation and metabolic parameters (SvO_2, O_2ER, NIRS, VCO_2 and lactates).	II a	B
The pump flow rate should be adjusted according to the arterial oxygen content in order to maintain a minimal threshold of DO_2 under moderate hypothermia.	II a	B
Pump flow rates may be settled based on lean mass in obese patients.	II b	B

* Class of recommendation　** Level of evidence
BSA: body surface area, CPB: cardiopulmonary bypass, DO_2: oxygen delivery, NIRS: near-infrared spectroscopy, O_2ER: oxygen extraction ratio, SvO_2: mixed venous oxygen saturation, VCO_2: carbon dioxide production.
Puis L, et al. Interact Cardiovasc Thorac Surg. 2020; 30: 161-202[6] より引用.

下では, ポンプ流量は概ね2.2～2.8 L/min/m² の間に設定されている. これは術前の心拍出量の60～80%に相当する.

　ポンプ流量維持の目的は, 適切な酸素供給量（oxygen delivery: DO_2）を介してさまざまな臓器の酸素ニーズ＝酸素消費量（oxygen consumption: VO_2）を満たすことであるが, DO_2 はポンプ流量に動脈血酸素含量を乗じた積から得られるものである. したがって, 最近の研究では, BSAおよび温度だけでなく, DO_2 に基づいて適切なポンプ流量を決定することが提案されている[9-12]. 術後の急性腎傷害（acute kidney injury: AKI）患者はAKIのない患者に比べてポンプ流量が低い状態で治療を受けているとする観察研究もある[9, 13]. しかし現在のところ, ポンプ流量と転帰との関連を調査したRCTは限られている.

　大規模なレトロスペクティブ研究では, 混合静脈血酸素飽和度（mixed venous oxygen saturation: SvO_2）を75%以上維持することに重点を置いた戦略により, 目標を達成した患者ではステージ1のAKIの発生率が低下したことが示されている[14]. しかしながら, SvO_2 を用いた管理では局所的

な desaturation を検出できないため, 局所脳酸素飽和度 (regional oxygen saturation: rSO$_2$) などの他の指標を併用する必要があると指摘されている[15]. ただし, rSO$_2$ はセンサーを貼付している場所以外の酸素代謝は反映されないことに注意しなければならない.

目標指向型体外循環管理

　周術期における DO$_2$ と VO$_2$ のバランスの最適化は, 心臓手術を受ける患者管理の基礎となる. 2006 年に Ranucci らは, 慣例的に行われてきた BSA をもとに灌流量を決定するのではなく, DO$_2$ と二酸化炭素産生量 (carbon dioxide production: VCO$_2$) から灌流量を決定することにより, 好気性代謝を維持できる可能性を報告した[16]. 2011 年には de Somer らが, 目標指向型体外循環管理 (goal directed perfusion: GDP) という新しい概念を提唱した[11]. 生体は十分な DO$_2$ があれば好気性代謝を維持することができる. 逆に不十分な DO$_2$ 下では嫌気性代謝が行われ, エネルギー産生効率は低下する. その結果, SvO$_2$ の低下, 乳酸値 (Lac) の上昇が観察される. 好気性代謝と嫌気性代謝の境界となる DO$_2$ を critical DO$_2$ と呼ぶ. Critical DO$_2$ 以上を維持することにより, 好気性代謝も維持可能となる. GDP は DO$_2$ に加え, VO$_2$, VCO$_2$ をモニタリングしこれらの数値目標を維持することで, 適切な灌流を達成しようとする考え方である[17] 図1.

　腎代替療法を要した AKI は, DO$_2$ を高く維持した群で発生率が低く, その cut off 値は 272 mL/min/m^2 であるとの報告がある[10]. また the Goal-Directed Perfusion Trial (GIFT) では, 従来の灌流よりも GDP のほうがステージ 1 の AKI 率を低下させることが確認された (リスク比 0.45, 95% CI 0.25-0.83; P=0.01)[18]. さらに, DO$_2$/VCO$_2$ 比は酸素需給バランスを表し, この比を 5 以上にすることで好気性代謝の維持が可能であるとの報告もある[16]. 一方, 組織での酸素摂取率は VO$_2$/DO$_2$ 比 (=O$_2$ER) で表される. 輸血効果における後ろ向きコホート研究で, 年齢, 灌流量, Lac, DO$_2$, VO$_2$, SvO$_2$, O$_2$ER のうち, SvO$_2$, O$_2$ER で差を認め, 最も信頼性の高い輸血判断因子は SvO$_2$<68% または O$_2$ER>39% と結論づけられている[19].

　GDP を行うにあたり, DO$_2$ と VO$_2$ は比較的容易に連続モニタリングが

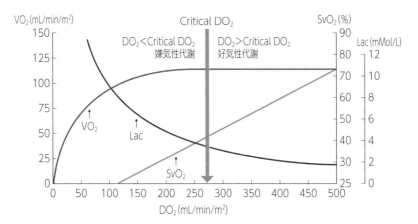

図1 GDP における酸素供給量と酸素消費量の関係
前提：BSA＝2.0 m², 患者体温 27℃以上.
Kato T, et al. Jpn J Extra-Corporeal Technology. 2017; 44: 73-80[17] より. Liva Nova 株式会社より許諾を得て転載.

可能であるが，VCO_2 測定にはいくつかのピットフォールがある[17]．VCO_2 算出に必要な人工肺ガス出口での $ETCO_2$（呼気終末二酸化炭素分圧）の値は，人工肺の種類によっては正確に測定できないものもある．また，術野で送気されている CO_2 が吸引・ベント回路を通してリザーバ内の血液と混合され，PCO_2 を上昇させてしまう．これらへの決定的な解決策はまだないのが現状である．

　DO_2，VO_2，VCO_2 などの連続モニタリングによる GDP は合併症発生率の低減，手術成績向上に寄与する可能性が数多く指摘されているが，未だ適正灌流量決定のゴールドスタンダードにはなっていない．今後の研究が期待される．

コラム 人工心肺業務のススメ

　心臓麻酔科医にとって欠かせないパートナーに Perfusionist が挙げられる．わが国の Perfusionist の歴史を簡単に紹介したい．

　医用工学技術の発達に伴い，臨床現場で医療機器の保守，管理，操作を行う人材のニーズが高まったことに合わせ，1962 年日本 ME 学会（現在の日本生体医工学会）が設立された．70 年代に入ると工学系技術者が病院 ME テクニシャンとして活躍し始め，1974 年わが国初の病院内臨床工学部門として，三井記念病院に ME サービス部が設立された．これは米国で病院 CE 部門が登場したのと時を同じくする．その後 1987 年に臨床工学技士法が制定され，翌年，国家資格として臨床工学技士が誕生した．臨床工学技士は「生命維持管理装置の操作及び保守点検を行うことを業とする者」とされ，人工呼吸器，人工心肺，血液浄化装置などすべての生命維持装置およびその周辺機器の維持管理のみならず操作運転もできる．このような国家資格は今もって日本独自のものである．さらに 1987 年には，4 学会合同体外循環技術認定士の認定が開始された．以前は医師やメーカーの技術者が人工心肺業務を担当していたが，認定士制度発足以来，急速に人工心肺業務の担当が技士にシフトしていった．

　90 年代以降に麻酔科医になった諸氏は人工心肺を回した経験のない方が多い．一度人工心肺業務を経験されることをお勧めする．きっと心臓麻酔に役立つはずである．

■参考文献

1) Gold JP, Charlson ME, Williams-Russo P, et al. Improvement of outcomes after coronary artery bypass. A randomized trial comparing intraoperative high versus low mean arterial pressure. J Thorac Cardiovasc Surg. 1995; 110: 1302-11.
2) Siepe M, Pfeiffer T, Gieringer A, et al. Increased systemic perfusion pressure during cardiopulmonary bypass is associated with less early postoperative cognitive dysfunction and delirium. Eur J Cardiothorac Surg. 2011; 40: 200-7.
3) Vedel AG, Holmgaard F, Rasmussen LS, et al. High-target versus low-target blood pressure management during cardiopulmonary bypass to prevent

JCOPY 498-05546

cerebral injury in cardiac surgery patients: a randomized controlled trial. Circulation. 2018; 137: 1770-80.

4) Charlson ME, Peterson JC, Krieger KH, et al. Improvement of outcomes after coronary artery bypass II: a randomized trial comparing intraoperative high versus customized mean arterial pressure. J Cardiac Surgery. 2007; 22: 465-72.

5) Hori D, Nomura Y, Ono M, et al. Optimal blood pressure during cardiopulmonary bypass defined by cerebral autoregulation monitoring. J Thorac Cardiovasc Surg. 2017; 154: 1590-8.

6) Puis L, Milojevic M, Boer C, et al. 2019 EACTS/EACTA/EBCP guidelines on cardiopulmonary bypass in adult cardiac surgery. Interact Cardiovasc Thorac Surg. 2020; 30: 161-202.

7) Kirklin JW, Patrick RT, Theye RA. Theory and practice in the use of a pump-oxygenator for open intracardiac surgery. Thorax. 1957; 12: 93-8.

8) 川島康生. 体外循環の血行動態に関する研究, とくに人工心肺装置を用いた時の適正灌流量の決定について. 胸部外科. 1961; 14: 865-78.

9) Magruder JT, Crawford TC, Harness HL, et al. A pilot goal-directed perfusion initiative is associated with less acute kidney injury after cardiac surgery. J Thorac Cardiovasc Surg. 2017; 153: 118-25.

10) Ranucci M, Romitti F, Isgro G, et al. Oxygen delivery during cardiopulmonary bypass and acute renal failure after coronary operations. Ann Thorac Surg. 2005; 80: 2213-20.

11) de Somer F, Mulholland JW, Bryan MR, et al. O_2 delivery and CO_2 production during cardiopulmonary bypass as determinants of acute kidney injury: time for a goal-directed perfusion management? Crit Care. 2011; 15: R192.

12) Magruder JT, Dungan SP, Grimm JC, et al. Nadir oxygen delivery on bypass and hypotension increase acute kidney injury risk after cardiac operations. Ann Thorac Surg. 2015; 100: 1697-703.

13) Kanji HD, Schulze CJ, Hervas-Malo M, et al. Difference between pre-operative and cardiopulmonary bypass mean arterial pressure is independently associated with early cardiac surgery-associated acute kidney injury. J Cardiothorac Surg. 2010; 5: 71.

14) Svenmarker S, Hannuksela M, Haney M. A retrospective analysis of the mixed venous oxygen saturation as the target for systemic blood flow control during cardiopulmonary bypass. Perfusion. 2018; 33: 453-62.

15) McDaniel LB, Zwischenberger JB, Kramer GC, et al. Mixed venous oxygen saturation during cardiopulmonary bypass poorly predicts regional venous saturation. Anesth Analg. 1995; 80: 466-72.

16) Ranucci M, Isgro G, Giomarelli P, et al. Anaerobic metabolism during car-

diopulmonary bypass: 5 predictive value of carbon dioxide derived parameters. Ann Thorac Surg. 2006; 81: 2189-95.

17）Kato T, Hayashi T, Koyamoto T, et al. A review of goal directed perfusion. Jpn J Extra-Corporeal Technology. 2017; 44: 73-80.

18）Ranucci M, Johnson I, Willcox T, et al. Goal-directed perfusion to reduce acute kidney injury: a randomized trial. J Thorac Cardiovasc Surg. 2018; 156: 1918-27.

19）Ranucci M, Castelvecchio S, Baryshnikova E, et al. Transfusions during cardiopulmonary bypass: better when triggered by venous oxygen saturation and oxygen extraction rate. Perfusion. 2011; 26: 327-33.

〈横塚 基〉

17 MEP モニタリング

> ▶**Positive list**

> ☑脊髄虚血の早期検知に MEP の測定が有用である.
> ☑脊髄虚血の治療介入に MEP の測定が有用である.
> ☑最新のメタアナリシスではアラームポイントを波形の消失としている.
> ☑人工血管置換術で MEP 測定を大動脈遮断解除後も行うことで遅発性の対麻痺を減少できる.

> ▶**Negative list**

> ☑ MEP の測定をすることで術後の運動機能障害は減少しないという報告がある.
> ☑術中 MEP 測定は術後の運動機能障害を予測できるわけではない.

大血管手術における MEP

　運動誘発電位 (motor evoked potentials: MEP) は脊髄運動機能を測定するモニタリングである. 胸腹部大動脈瘤手術で脊髄虚血の早期検知に MEP の測定が有用であることが示されている[1].

　最近の報告では, 胸腹部大動脈瘤手術や胸部ステントグラフト内挿術 (thoracic endovascular aortic repair: TEVAR) の術後合併症である対麻痺の発生率は術中 MEP 測定のありなしでそれぞれ 5.0%, 6.9% であり, MEP 測定は術後の運動機能障害を減少しないことが報告された[2]. また,

この研究ではアラームポイントを MEP 振幅の 25％以下の低下とし，MEP 低下に対する介入群と観察群の比較を行っているが術後運動機能障害は介入群で 28.9％，観察群で 15.5％と MEP 低下に対する介入の有無で術後の運動機能障害は減少していない．ただし，介入群では MEP 回復のありなしで術後運動機能障害の発生率はそれぞれ 8.0％と 69.2％，観察群ではそれぞれ 8.7％と 28.0％となっている．

　大血管手術において MEP 測定を行うのは，早期に脊髄虚血を検知し脊髄虚血を改善し術後の対麻痺を減少させるためである．例えば，胸腹部大動脈瘤手術において脊髄保護目的に分節的な大動脈遮断を行う際に MEP が低下した場合は，脊髄虚血が起きていることを示しその遮断範囲に再建すべき肋間動脈が存在する．分節内の肋間動脈を再建し，MEP が回復すれば脊髄虚血が改善しており，MEP が低下したままであれば脊髄虚血は改善していないということになる．一方，平均血圧を高くすれば肋間動脈の再建はほとんど必要なかったという報告[1] もあり，コラテラルネットワークの重要性を支持するが，再建の必要性の有無は術中 MEP 測定で評価を行っている．この他にも多くの研究で，術中 MEP 測定は遠位灌流圧，平均血圧の上昇や肋間動脈の再建などの治療介入に有効であることが示されている[3]．

　MEP の測定は，術後対麻痺の危険性の高い人工血管置換術で行われることが多いが，TEVAR でも術後対麻痺が起こる．TEVAR の術後対麻痺の 66％が術後数時間から 24 時間後に起こる遅発性対麻痺という報告がある 表1 [4]．胸腹部大動脈瘤手術と異なり大動脈のクロスクランプおよび解除による再灌流障害がないので，TEVAR における術後対麻痺のメカニズムは人工血管置換術とは異なることが想定される[5]．TEVAR における遅発性対麻痺は，粥腫や血栓によるコラテラルネットワークの障害や大動脈瘤内へのエンドリークの消失によるメカニズムが考えられている 表2 [6]．以上のように遅発性対麻痺は術後に起きている要因が含まれ，術中 MEP によって予測できるわけではない．しかし人工血管置換術では，大動脈クロスクランプ中のみのだけでなく解除後も MEP の測定を行うことで，術後の血圧管理の目標を示し遅発性対麻痺を減少できるという報告もある[7]．なお，TEVAR においても人工血管置換術においても，術中 MEP 測定で脊

JCOPY 498-05546

表1 TEVAR と人工血管置換術での MEP 変化と遅発性対麻痺

	TEVAR (n=6)	人工血管置換術 (n=18)	P 値
MEP 変化（25%以下）	2（33.0%）	12/15（80.0%）	0.064
遅発性対麻痺	4（66.7%）	3（16.7%）	0.038
Tarlov Score≧4（退院時）	4（66.7%）	12（66.7%）	0.698
感覚障害（退院時）	1（16.7%）	8（44.4%）	0.238
膀胱障害（退院時）	1（16.7%）	7（38.9%）	0.314

94 人の TEVAR 群と 414 人の人工血管置換術群での術後対麻痺を起こした患者（各々 6 人，18 人）についての検討．人工血管置換術での MEP 変化は超低体温循環停止を用いた症例を除いて評価している．TEVAR で術中 MEP 変化が少なく遅発性対麻痺が多いことが示唆される．（Maeda T, et al. J Anesth. 2012; 26: 805–11[4]）より改変）

髄虚血を検知しなくても術後の複数の要因によって遅発性対麻痺が起きる可能性がある．

大血管手術における MEP の課題

　アラームポイントは MEP 振幅の 25％以下を有意とするか完全な平坦を有意とするかは各施設で基準が異なっているのが現状と思われるが，MEP のアラームポイントは胸腹部大動脈瘤手術においては波形の消失が感度特異度で優れていて，感度 75％，特異度 99％である[8]．MEP 測定の評価であるが，MEP の低下があり，術後対麻痺の出現した場合または術後対麻痺のない場合はそれぞれ true positive, false positive となる．MEP の低下がなく，術後対麻痺の出現した場合または術後対麻痺のない場合はそれぞれ false negative, true negative となる．では，MEP の低下があり治療介入を行い MEP が回復して，術後対麻痺のなかった場合は何であろうか？ MEP が低下した後に MEP が回復した場合の定義はさまざまな考え方があり一律的に定義することが困難である[9] が MEP 測定の評価を一定にするための総意が今後必要となってくる．また，大血管手術における術中 MEP で評価した時点での脊髄への血流の状態と，術後に運動機能障害を評価した時点での脊髄への血流の状態は，時間的な差があることは理解しておく必要がある[9]．

表2 人工血管置換術と TEVAR における脊髄虚血の機序

人工血管置換術

原因	影響
（延長した）大動脈遮断	急速な肋間動脈（直接的）とコラテラルネットワーク（間接的）からの脊髄灌流の消失
平均血圧の減少	不十分な脊髄灌流圧
脳脊髄液圧の上昇	脊髄コンパートメント症候群による脊髄灌流圧の低下
重要な肋間動脈の消失	直接的な脊髄灌流の急速な消失
不十分な遠位灌流（人工心肺）	コラテラルネットワークへの不十分な遠位血流
動脈瘤切開後の開存している肋間動脈からの盗血現象	脊髄灌流圧の減少
大動脈遮断解除後の再灌流障害	脊髄浮腫
脊髄血流を担う血管への血栓	遅発性対麻痺

TEVAR

原因	影響
鎖骨下動脈の閉塞	近位の直接的間接的な脊髄灌流の減少
肋間動脈・腰動脈の閉塞	中央の直接的間接的な脊髄灌流の減少
内腸骨動脈・仙骨動脈の閉塞	遠位の直接的間接的な脊髄灌流の減少
エンドリークの消失（特に2型）	遅発性対麻痺
脊髄血流を担う血管への粥腫や血栓	遅発性対麻痺

Etz CD, et al. Eur J Cardiothorac Surg. 2015; 47: 943-57[6] より改変.

　さらに，MEP は麻酔薬や筋弛緩薬，低体温の影響で低下することがある．脊髄に虚血が起きていなくても MEP 測定で脊髄虚血と判断してしまう false positive の可能性がある．術中の脊髄虚血を検知し運動機能を評価できるモニターは MEP であることは間違いなく，麻酔科医は MEP 測定に影響を与える因子を理解して安全に麻酔を行う必要がある[10, 11].

MEP と TEVAR

術中 MEP を測定することは脊髄虚血を早期に検知するために有用である．しかし，TEVAR で MEP を測定するかは施設によってさまざまである．複雑な手技を要する TEVAR では手術時間が長くなることもあるが，MEP 測定を行うことで安心して手術を行うことができる．また，ステント展開後に MEP の振幅が低下した際には平均血圧の上昇を行い，手術終了から覚醒までの時間を短縮することで下肢の運動評価を速やかに行うことができる．筆者の施設では TEVAR でも MEP の測定を原則行っている．TEVAR で MEP の測定を実施できないことがときにあるが，外科医からは「MEP で脊髄の虚血をモニターしているほうが安心できる」と言われる．TEVAR は人工血管置換術と比較し循環動態や体温も安定しており，MEP 測定が行いやすい．しかし，MEP を測定するだけでは脊髄虚血の治療にはならない．現時点では TEVAR における MEP に関してはさらなるエビデンスが必要と考えられる．

■参考文献

1）Etz CD, Halstead JC, Spielvogel D, et al. Thoracic and thoracoabdominal aneurysm repair: is reimplantation of spinal cord arteries a waste of time? Ann Thorac Surg. 2006; 82: 1670-7.

2）Yoshitani K, Masui K, Kawaguchi M, et al. Clinical utility of intraoperative motor-evoked potential monitoring to prevent postoperative spinal cord injury in thoracic and thoracoabdominal aneurysm repair: an audit of the Japanese Association of Spinal Cord Protection in Aortic Surgery Database. Anesth Analg. 2018; 126: 763-8.

3）Jacobs MJ, Elenbaas TW, Schurink GW, et al. Assessment of spinal cord integrity during thoracoabdominal aortic aneurysm repair. Ann Thorac Surg. 2002; 74: S1864-98.

4）Maeda T, Yoshitani K, Sato S, et al. Spinal cord ischemia after endovascular aortic repair versus open surgical repair for descending thoracic and thoracoabdominal aortic aneurism. J Anesth. 2012; 26: 805-11.

5）Awad H, Ramadan ME, El Sayed HF, et al. Spinal cord injury after thoracic endovascular aortic aneurysm repair. Lésion de la moelle épinière après réparation endovasculaire d'un anévrisme de l'aorte thoracique. Can J Anaesth. 2017; 64: 1218-35.

6）Etz CD, Weigang E, Hartert M, et al. Contemporary spinal cord protection during thoracic and thoracoabdominal aortic surgery and endovascular aortic repair: a position paper of the vascular domain of the European Association for Cardio-Thoracic Surgery. Eur J Cardiothorac Surg. 2015; 47: 943-57.

7）See RB, Awosika OO, Cambria RP, et al. Extended motor evoked potentials monitoring helps prevent delayed paraplegia after aortic surgery. Ann Neurol. 2016; 79: 636-45.

8）Tanaka Y, Kawaguchi M, Noguchi Y, et al. Systematic review of motor evoked potentials monitoring during thoracic and thoracoabdominal aortic aneurysm open repair surgery: a diagnostic meta-analysis. J Anesth. 2016; 30: 1037-50.

9）Macdonald DB, Skinner S, Shils J, et al. American Society of Neurophysiological Monitoring. Intraoperative motor evoked potential monitoring – a position statement by the American Society of Neurophysiological Monitoring. Clin Neurophysiol. 2013; 124: 2291-316.

10）日本麻酔科学会. MEP モニタリング時の麻酔管理のためのプラクティカルガイド. https://anesth.or.jp/files/pdf/mep_monitoring_practical_guide.pdf（2020 年 6 月 30 日閲覧）

11）Kawaguchi M, Iida H, Tanaka S, et al. A practical guide for anesthetic management during intraoperative motor evoked potential monitoring. J Anesth. 2020; 34: 5-28.

〈和泉俊輔〉

JCOPY 498-05546

18 スパイナルドレナージ

➤Positive list

☑胸部下行および胸腹部大動脈瘤人工血管置換術では，下行大動脈遮断により遮断遠位側の補助循環の有無に関係なく脳脊髄液圧が上昇するエビデンスが存在する．

☑胸部下行および胸腹部大動脈瘤人工血管置換術では，スパイナルドレナージの有効性を示した RCT 研究が存在し，その有効性が示されている（エビデンスレベルⅠ　推奨度 B）．

☑ステントグラフト内挿術では，対麻痺高リスク患者へのスパイナルドレナージが有効である可能性を示すエビデンスが蓄積しつつある．

☑対麻痺が生じた後にドレナージを行うことを推奨する弱いエビデンスがある（エビデンスレベルⅡa 推奨度 C）．

➤Negative list

☑胸部下行および胸腹部大動脈瘤人工血管置換術でのスパイナルドレナージの有効性を示した研究は，2000 年代初頭のもので症例数は多くなくそれ以後の研究がない．

☑胸部下行および胸腹部大動脈瘤人工血管置換術での対麻痺リスク因子である緊急症例や動脈瘤破裂症例に対してスパイナルドレナージの施行は実際は困難である．

☑ステントグラフト内挿術では脳脊髄圧の上昇は起こらない．

☑ステントグラフト内挿術ではスパイナルドレナージの有効性を示し

> た RCT 研究がない.
>
> ☑スパイナルドレナージはそれ自体が合併症の多い手技である.

胸部下行および胸腹部大動脈瘤術での対麻痺発生と脳脊髄圧上昇

胸部下行および胸腹部大動脈瘤術での重篤な合併症に脊髄虚血に伴う対麻痺がある. 対麻痺は患者の QOL 低下と予後を悪化させるため回避しなければならない. 対麻痺の発生率は, 最新のレビューでは人工血管置換術で 3.8%, ステントグラフト内挿術（thoracic endovascular aortic repair：TEVAR）では 1.9% と報告されている[1]. わが国の後ろ向き研究の報告では人工血管置換術で 8.3%, TEVAR で 4.1% である[2]. 対麻痺の発生率を動脈瘤の部位別にみると, Crawford 分類 II 型で最も多く人工血管置換術では 6.3〜7.7%[3, 4], TEVAR では 9.1% と報告され[5], 人工血管置換術, TEVAR ともに発生率は高く差はない.

下行大動脈の遮断に伴い胸部下行および胸腹部大動脈瘤人工血管置換術症例では遮断遠位側の補助循環のあるなしにかかわらず脳脊髄液（cerebro-spinal fluid：CSF）圧が上昇することが示されており[6], この術式での CSF ドレナージ（スパイナルドレナージ）は理にかなっていると考えられる.

スパイナルドレナージが有効であるエビデンス

スパイナルドレナージの有効性は人工血管置換術で示されている. 145 人の Crawford 分類 I または II の胸腹部大動脈瘤人工血管置換術症例を無作為にスパイナルドレナージ群 76 人と非ドレナージ群 69 人に分けて検討した報告では, 対麻痺あるいは不全麻痺の発生はドレナージ群では 2.6% であり非ドレナージの 13% に比べて少なかった[7]. 3 つの無作為化比較試験（RCT）と 5 つのコホート研究をレビューした報告でもスパイナルドレナージはオッズ比 0.3 で対麻痺の発生を軽減できている[8]. これらからスパイナルドレナージの有効性はエビデンスレベル I 推奨度 B と判定されている[9]. しかし, これらの研究の症例数は多くなく, かつその後の検証はなされていない. また, 人工血管置換術での対麻痺のリスク症例は

Crawford 分類II型において高齢者，破裂動脈瘤，緊急・準緊急手術，有症状の動脈瘤，冠動脈疾患の合併であり[4]，手術直前にスパイナルドレナージを行うことが困難な症例が多く含まれる．

　TEVAR へのスパイナルドレナージのエビデンスレベルと推奨度は低い．これは TEVAR ではスパイナルドレナージの有効性を検討した RCT 研究がなく，かつこの術式では動脈遮断操作に伴う CSF 圧上昇が起こらずドレナージの効果は乏しいと考えられるためである．しかし，CSF 圧をより下げることで TEVAR 後の脊髄灌流圧低下の改善はある程度期待できる．したがって，高リスク症例を選択した場合，TEVAR ではスパイナルドレナージは有効である可能性があり，それを示唆する報告が増えている[1, 10]．最新の 2016〜2018 年までの 8 研究をレビューした報告でも TEVAR においてスパイナルドレナージの有効性が示されている[11]．

　TEVAR での対麻痺発生のリスク因子を 表1 に示す[12]．一般にステント挿入長が 200 mm を超え，腹部大動脈瘤人工血管置換術の既往は高リスクと考えられている．741 人と比較的多くの TEVAR を集めた報告では，68人 9.2％で起こった対麻痺のリスク因子は，腎機能障害，年齢，高血圧，慢性閉塞性肺疾患，ステント挿入長であり，さらに年齢が 80 歳を超えステ

表1 TEVAR での対麻痺発生のリスク因子

患者背景	大動脈因子	手術因子	術後因子
• 年齢 • 男性 • 低 BMI • 腹部大動脈手術歴 • 高血圧 • 腎機能障害 • 慢性閉塞性肺疾患	• 動脈瘤の長さ • 開存している分節動脈数 • 胸部大動脈病変	• 緊急手術 • 全身麻酔 • 手技時間の長さ • ステント挿入長 200 mm • ステント挿入数 • 低血圧 • アクセス血管の損傷 • 出血 • 左鎖骨下動脈閉塞 • 内腸骨動脈閉塞	• 腎機能障害 • 低血圧

対麻痺は手術後に遅発性に起こることもあり，特に TEVAR でその報告が多い．脊髄障害の症状出現後のスパイナルドレナージの有効性も示されており，7 割は血圧管理とともにスパイナルドレナージを行うと症状の改善がみられた[14]．
Arora H, et al. J Cardiothorac Vasc Anesth. 2015; 29: 1376-80[12] より改変．

ント挿入長が 200 mm 以上で高血圧を合併すると対麻痺のリスクは 20%
と格段に高くなっている[13].

スパイナルドレナージと合併症

　スパイナルドレナージは脊髄保護が期待されるが，同時に重篤な合併症
を起こす可能性のある手技である．低髄液圧に伴う頭蓋内出血，硬膜下血
腫に加えカテーテル挿入に伴う脊柱管内の血腫，カテーテル損傷，髄膜炎，
脊髄損傷が 1〜5% で起こる．したがって，対麻痺の発生が 5% に満たない
手術部位，手術術式や施設ではスパイナルドレナージは慎重に行うかある
いは行うべきでない．724 症例でスパイナルドレナージによる合併症発生
を検討した報告では，合併症の発生率は 149 人 14.9% で，頭痛が 3.6% に，
血性髄液がドレナージされる割合は 73 人 10.1% であった．CT 上 38 人
5.2% に頭蓋内出血が起こっており，大部分が血性髄液症例でそのうち 6 人

 ## スパイナルドレナージのカテーテルの工夫と
バイオマーカー

　スパイナルドレナージはカテーテル側から工夫が行われている．ドレナー
ジと ICP センサーによる圧測定が同時にできるカテーテルが開発されている
（頭蓋内圧測定用）[16]．また，脊髄用では CSF 圧を自動で測定感知してド
レナージ量に制限を付けて制御するシステムが開発されている．CSF を多くド
レナージすることが合併症につながるため[15]，この方法を行うことで CSF 圧
を調節しながら頭蓋内出血や頭痛の軽減が図れることが報告されている[17]．
　スパイナルドレナージの利点として，CSF 中のバイオマーカーの測定が可
能であることが挙げられる．さまざまな物質の測定が試みられているが[18]，
CSF 中の乳酸値は比較的容易に測定可能である．これまで 3 つの報告がある
が対麻痺を起こした症例が少なく，髄液乳酸値の危険値のカットオフ値を検
証できるに至っていない．鎮静により対麻痺の有無を術後にすぐ確認できな
い症例では CSF 中の乳酸値の測定は有用である可能性がある．通常 CSF 中の
ほうが血中に比べ乳酸値が高いが，手術に伴う血中の乳酸値の上昇の影響を
どう評価するかを検討する必要がある．

0.8％が有症状性で，症状のあった患者の予後は大変不良であった[15].

CSF は通常 0.2〜0.7 mL/分ほど産生され，24 時間で 400〜600 mL となる．およそ 140 mL の CSF が脳脊髄にあり，加えて脳室には 25 mL 蓄えられている．スパイナルドレナージは脊髄虚血が疑われた時点で圧を 10 mmHg 程度にし，ドレナージ圧をモニターしながら 10〜20 mL を 1 時間でドレナージするが，1 日量は最大 150 mL とすることが推奨されている．

■参考文献

1）Dijkstra ML, Vainas T, Zeebregts CJ, et al. Editor's choice‑spinal cord ischaemia in endovascular thoracic and thoraco‑abdominal aortic repair: review of preventive strategies. Eur J Vasc Endovasc Surg. 2018; 55: 829‑41.

2）Yoshitani K, Masui K, Kawaguchi M, et al. Clinical utility of intraoperative motor‑evoked potential monitoring to prevent postoperative spinal cord injury in thoracic and thoracoabdominal aneurysm repair: an audit of the Japanese Association of Spinal Cord Protection in Aortic Surgery Database. Anesth Analg. 2018; 126: 763‑8.

3）Coselli JS, Bozinovski J, LeMaire SA. Open surgical repair of 2286 thoracoabdominal aortic aneurysms. Ann Thorac Surg. 2007; 83: S862‑4.

4）Coselli JS, Green SY, Price MD, et al. Spinal cord deficit after 1114 extent II open thoracoabdominal aortic aneurysm repairs. J Thorac Cardiovasc Surg. 2020; 159: 1‑13.

5）Eagleton MJ, Shah S, Petkosevek D, et al. Hypogastric and subclavian artery patency affects onset and recovery of spinal cord ischemia associated with aortic endografting. J Vasc Surg. 2014; 59: 89‑94.

6）Drenger B, Parker SD, Frank SM, et al. Changes in cerebrospinal fluid pressure and lactate concentrations during thoracoabdominal aortic aneurysm surgery. Anesthesiology. 1997; 86: 41‑7.

7）Coselli JS, LeMaire SA, Koksoy C, et al. Cerebrospinal fluid drainage reduces paraplegia after thoracoabdominal aortic aneurysm repair: results of a randomized clinical trial. J Vasc Surg. 2002; 35: 631‑9.

8）Cina CS, Abouzahr L, Arena GO, et al. Cerebrospinal fluid drainage to prevent paraplegia during thoracic and thoracoabdominal aortic aneurysm surgery: a systematic review and meta‑analysis. J Vasc Surg. 2004; 40: 36‑44.

9）Etz CD, Weigang E, Hartert M, et al. Contemporary spinal cord protection during thoracic and thoracoabdominal aortic surgery and endovascular aortic repair: a position paper of the vascular domain of the European Association for Cardio‑Thoracic Surgery. Eur J Cardiothorac Surg. 2015; 47:

943-57.

10) Suarez-Pierre A, Zhou X, Gonzalez JE, et al. Association of preoperative spinal drain placement with spinal cord ischemia among patients undergoing thoracic and thoracoabdominal endovascular aortic repair. J Vasc Surg. 2019; 70: 393-403.

11) Malloy PC, Raghavan A, Elder T, et al. Cerebrospinal fluid drainage during endovascular aortic aneurysm repair: a systematic review of the literature and treatment recommendations. Vasc Endovascular Surg. 2020; 54: 205-13.

12) Arora H, Ullery BW, Kumar PA, et al. Pro: patients at risk for spinal cord ischemia after thoracic endovascular aortic repairs should receive prophylactic cerebrospinal fluid drainage. J Cardiothorac Vasc Anesth. 2015; 29: 1376-80.

13) Scali ST, Wang SK, Feezor RJ, et al. Preoperative prediction of spinal cord ischemia after thoracic endovascular aortic repair. J Vasc Surg. 2014; 60: 1481-90.

14) Keith CJ Jr, Passman MA, Carignan MJ, et al. Protocol implementation of selective postoperative lumbar spinal drainage after thoracic aortic endograft. J Vasc Surg. 2012; 55: 1-9.

15) Wynn MM, Sebranek J, Marks E, et al. Complications of spinal fluid drainage in thoracic and thoracoabdominal aortic aneurysm surgery in 724 patients treated from 1987 to 2013. J Cardiothorac Vasc Anesth. 2015; 29: 342-50.

16) Olson DM, Atem F, Busch DR. Evaluation of a new catheter for simultaneous intracranial pressure monitoring and cerebral spinal fluid drainage: a pilot study. Neurocrit Care. 2019; 31: 225-6.

17) Tshomba Y, Leopardi M, Mascia D, et al. Automated pressure-controlled cerebrospinal fluid drainage during open thoracoabdominal aortic aneurysm repair. J Vasc Surg. 2017; 66: 37-44.

18) Harky A, Fok M, Fraser H, et al. Could cerebrospinal fluid biomarkers offer better predictive value for spinal cord ischaemia than current neuromonitoring techniques during thoracoabdominal aortic aneurysm repair - a systematic review. Braz J Cardiovasc Surg. 2019; 34: 464-71.

〈石田和慶〉

19 心臓血管麻酔における輸液療法:
GDT は心臓血管麻酔でも有効か？

▶Positive list

- ☑ GDT によって急性腎傷害を含む術後合併症の発生頻度の低下, ICU 在室期間の短縮が報告されており, GDT は心臓血管麻酔でも有効と結論して差し支えない.
- ☑ 輸液負荷, 心血管作動薬および血液製剤の投与を組み合わせたプロトコールが主体である.
- ☑ 輸液過剰に対する対処も組み込まれたプロトコールが主体である.

▶Negative list

- ☑ エビデンスがほぼ人工心肺離脱後の輸液管理に限られる.
- ☑ 使用する輸液剤に関しては結論が得られていない.
- ☑ 早期抜管を目指す場合, SVV, PPV などの調節呼吸を前提とした動的指標の信頼性が失われ, これら以外の指標が必要となる.
- ☑ 小児に関するエビデンスが存在しない.

GDT（目標指向型輸液管理）とは

確立された GDT（goal-directed fluid therapy）の定義は存在しない状況にあるが, 本稿では一般的な血圧, 心拍数などの指標に加えて心拍出量など, 流量に関する指標を参照し, プロトコール化された輸液負荷, 心血管作動薬投与などの介入により最適な酸素供給と体液状態を達成する治療戦略, と定義することにする. 本稿のタイトルである「心臓血管麻酔でも

有効か」を論じる上では非心臓手術との比較が欠かせない.

非心臓手術における GDT の有効性

　非心臓手術では GDT によって合併症発生率の低下，入院期間の短縮などの指標に関して有用であったとする報告と対照群と有意差を認めなかったとする報告とが混在しており[1-3]，一概に GDT が有効であると結論しがたい状況にある．とはいえ，GDT が注目されて以来，周術期の血行動態管理，輸液管理に関する理解および治療の標準化が進み，対照群を含めた全体のレベルが向上している可能性が高く，仮に無作為化比較試験で有効性が示されなかったとしても，GDT の概念自体は周術期管理の向上に大きく貢献したとみなしてよいであろう.

心臓血管手術と非心臓手術の根本的な相違

　GDT の目標は，輸液負荷と心血管作動薬を組み合わせて組織灌流，酸素供給を適正化することであり，心機能の影響を強く受けることはある意味，自明である．非心臓手術では，手術による心機能改善は期待できず，患者本来の心機能の許容範囲の中での循環管理が要求される．また，麻酔薬による血管拡張，手術中のストレス反応による修飾にも配慮が必要である．一方，心臓血管手術では人工心肺，大動脈遮断などネガティブな要素も多いが，冠動脈血流の回復，狭窄の解除，逆流の是正などポジティブな要素も期待できる．この点を念頭に置いて心臓血管麻酔における GDT のエビデンスを解釈する必要がある.

GDT を適用するタイミング

　心臓血管手術は人工心肺前，人工心肺中，人工心肺離脱後と 3 つの明確なフェーズから構成される点が非心臓手術とは大きく異なる点である．3 つのフェーズのうち研究対象となっているのは人工心肺離脱後から術後管理にかけてのフェーズが多く，麻酔導入後〜人工心肺前に GDT を適用した報告は 1 編のみである．この時期は心機能，血管内容量の大きな変化が生じる時期であり，対照群であっても GDT に類似した慎重な管理が行われてきた可能性が高く，GDT の有用性を示すという観点からは差が出にく

い状況とみなすべきである．また，心臓血管手術症例でも早期抜管を含めたファストトラックがトレンドとなっている．この場合，SVV（stroke volume variation，一回拍出量変化），PPV（pulse pressure variation，脈圧変化）など呼吸性変動に依存した指標の信頼性が低下することから他の指標を併用したプロトコールの必要性が高いことも認識しておく必要がある．

心臓血管麻酔でのGDTに用いる血行動態モニター

GDTでは目標を設定するための血行動態モニターの選択が重要であり，過剰に侵襲度の高いモニターを用いた場合，かえって予後が悪化する可能性すら想定される．このため，非心臓手術に関しては術式リスク，患者固有のリスクの双方を勘案し，適切なモニター機器を選択することが重要であるとされている[4]．一方，心臓血管手術症例では術式リスク，患者リスクいずれも高く，肺動脈カテーテルを含む侵襲度の高いモニターも広く使用されている．

心臓血管麻酔でのGDTに用いる輸液剤

非心臓手術のGDTでは輸液負荷の際の輸液剤として，人工膠質液，特にヒドロキシエチルデンプン（HES）製剤が頻用されてきた．一方，心臓手術自体が凝固障害，腎傷害のリスクの高い術式であり，心臓手術でHES製剤使用による出血リスク，腎傷害リスクの増加を示す報告もみられる[5,6]．この点から最近は晶質液を用いた報告が主流であり，以下に紹介する3編のうち2編で晶質液による負荷が用いられている．とはいえ，HES製剤の利点を示した研究も報告されており[7]，今後の研究が待たれる状況にある．

心臓血管麻酔でのGDTのエビデンス（2013年以前）

2014年以前の無作為化比較試験5編[8-12]に関しては複数のメタ解析が行われており[13-15]，概ねGDTの有用性を支持する結果が得られている．

心臓血管麻酔でのGDTのエビデンス（2014年以降）

2013年以降，公表された心臓手術におけるGDTに関する無作為化比較

試験 2 編[15, 16]と before-after study 1 編[17]を紹介する.

　Goepfert らは冠動脈バイパスあるいは大動脈弁置換術を受けた 100 症例を対象として GDT 群と対照群で術後のノルエピネフリン投与量, 合併症, ICU 在室期間を比較している[16]. モニターとして経肺熱希釈法によって校正する動脈圧波形解析法（PiCCO, Getinge, Germany）を用い, SVV＜10％が維持できる全拡張末期容量係数（global end-diastolic volume index: GEDI）で定義される最適 GEDI を目標として用いている. 最適 GEDI 未達成または SVV＞10％を輸液負荷のトリガーとし, ヒドロキシエチルデンプン製剤の負荷が行われている. さらに CI（心係数）, MAP（平均動脈圧）, HR（心拍数）に関しても目標を設定し, これらが未達成の場合には心血管作動薬, ペーシングなどを追加していくプロトコールが用いられている 図1. また, 経肺熱希釈法で肺血管外水分量係数（extravascular lung water index: ELWI）が算出できる特徴を生かして, 輸液負荷によって ELWI の増加, CI 減少をきたす場合は過剰輸液とみなし, 利尿薬を用いるプロトコールとなっている. 本研究では, GDT 群で周術期のノルエピネフリン総投与量および術後合併症の頻度が減少し, ICU 在室期間が短縮することが示されている.

　Osawa らは冠動脈バイパスまたは大動脈弁置換術を受ける患者のうち, 特に合併症リスクが高い患者 126 症例を対象として GDT 群と対照群で 30 日までの死亡と主要な術後合併症からなる複合アウトカムを比較している[15]. モニターとしては動脈圧波形解析法（LiDCO rapid, LiDCO, UK）を用い, 経食道心エコーで算出した心拍出量を用いて校正が行われている. 本研究では $CI>3 \text{ L/min/m}^2$ と $SVI>35 \text{ mL/m}^2$ の両者を達成することを目標としており, 両者が低値の場合, 乳酸リンゲル液 250 mL の負荷を行うプロトコールとなっている. 一方, $CI<3 \text{ L/min/m}^2$ かつ $SVI>35 \text{ mL/m}^2$ の場合はドブタミン投与および $Hct \geqq 28\%$ を目標とした赤血球製剤投与を組み合わせるプロトコールが用いられている 図2. 本報告では輸液負荷の際に CVP（中心静脈圧）が 4 mmHg 以上増加した場合, 輸液負荷を中止している. 結果として複合アウトカムの発生は GDT 群で有意に低頻度であったとともに, 2 次評価指標であるドブタミンの累積投与量の減少, ICU 在室期間, 入院期間の短縮が達成されている.

JCOPY 498-05546

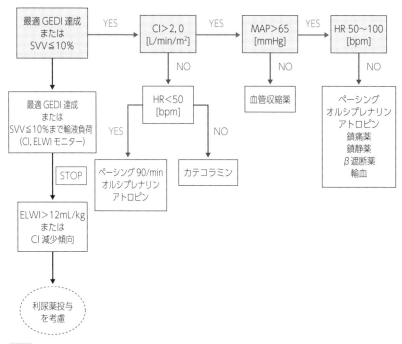

図1 Goepfert らの GDT プロトコール
GEDI: global end-diastolic volume index（全拡張末期容量係数），
ELWI: extra lung water index（肺血管外水分量係数）
Goepfert MS, et al. Anesthesiology. 2013; 119: 824-36[16] より改変.

　Johnston らは冠動脈バイパス，弁置換，弁形成手術患者を対象として，術後の goal-directed resuscitation プロトコール適用前の約 700 症例とプロトコール適用後の約 1,200 症例で RIFLE 基準での急性腎傷害（AKI）発症を比較している[17]．本報告では CI>2.5 L/min/m²，MAP>65 mmHg が前提条件であり，またプロトコールにも SvO₂ が含まれていることから肺動脈カテーテルが使用されているものと推察される．介入のトリガーとしては酸素供給量不足を示唆する所見が，輸液負荷のトリガーとしては調節呼吸下では脈波変動指標（Pleth Variability Index: PVI®）の増加，自発呼吸下では下肢挙上テストによる一回心拍出量の増加が用いられている．人工呼吸離脱後にもプロトコールを適用可能である．輸液負荷には晶質液が用いられている．また本報告の特徴として PVI，下肢挙上テストの

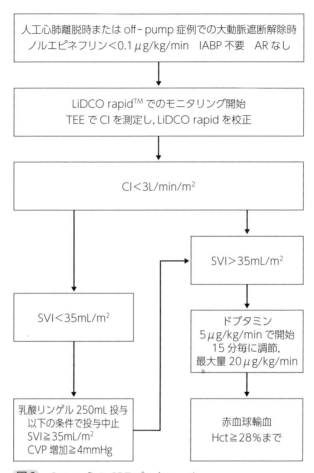

```
┌─────────────────────────────────────────────┐
│ 人工心肺離脱時または off-pump 症例での大動脈遮断解除時 │
│ ノルエピネフリン＜0.1μg/kg/min  IABP 不要  AR なし │
└─────────────────────────────────────────────┘
                      ↓
┌─────────────────────────────────────────────┐
│ LiDCO rapid™ でのモニタリング開始                  │
│ TEE で CI を測定し, LiDCO rapid を校正             │
└─────────────────────────────────────────────┘
                      ↓
┌─────────────────────────────────────────────┐
│ CI＜3L/min/m²                                  │
└─────────────────────────────────────────────┘
```

SVI＞35mL/m²

SVI＜35mL/m²

ドブタミン
5μg/kg/min で開始
15 分毎に調節,
最大量 20μg/kg/min

乳酸リンゲル 250mL 投与
以下の条件で投与中止
SVI≧35mL/m²
CVP 増加≧4mmHg

赤血球輸血
Hct≧28％まで

図2　Osawa らの GDT プロトコール
SVI: stroke volume index（一回心拍出量係数）
Osawa EA, et al. Crit Care Med. 2016; 44: 724-33[15] より改変.

グレーゾーンが考慮されている点が挙げられる．PVI のグレーゾーンとして 6～12%，下肢挙上テストのグレーゾーンとして心拍出量 6~12% 増加が用いられており，グレーゾーンに該当した場合は経胸壁心エコーによる心腔サイズを評価した上で輸液負荷または昇圧薬，血液製剤を用いるプロトコールになっている 図3．本報告では血管内容量過剰の徴候として主に肺酸素化の低下を用いており，尿中ナトリウム分画，尿中尿素分画の増加お

JCOPY 498-05546

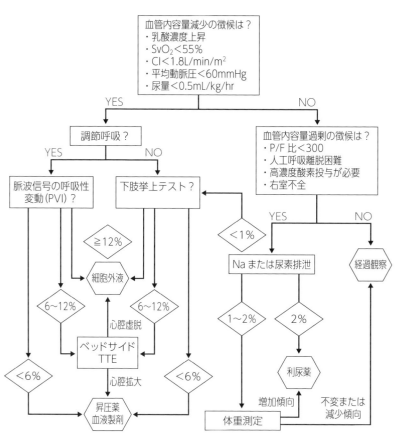

図3 Johnston らの GDT プロトコール

TTE: 経胸壁心エコー，P/F 比: PaO$_2$/FiO$_2$ 比

Johnston LE, et al. J Thorac Cardiovasc Surg. 2020; 159: 1868-77 [17)] より改変.

および体重増加傾向を認めた場合は利尿薬で対応する．結果として術後の goal-directed resuscitation 適用によって AKI 発症リスクが有意に低下することが示されている．

まとめ

　心臓手術症例において人工心肺離脱後の GDT 適用で合併症が減少し，カテコラミン使用量も低下することが示されている．この点で GDT は心

臓血管麻酔でも有用である，と結論する.

⊐ラム 局所脳酸素飽和度（rSO₂）を目標とした GDT

rSO₂ は当初脳虚血を検出する手段として使用されてきたが，最近は全身的灌流の指標ともみなされている. この点で麻酔導入前の rSO₂ をベースラインとして，プロトコールに従ってベースラインからの低下を回避するという管理も広い意味での GDT に該当する. 大規模無作為化比較試験の前段階としての feasibility trial では，介入によってベースラインから 10%以上の低下が生じた症例数，ベースラインから 20%以上低下した曲線下面積などが有意に減少したと報告されている[18]. 本研究のプロトコールは，頭部位置および送血管，脱血管の位置確認，平均血圧，SpO₂，PaCO₂，ヘモグロビン濃度，静脈血酸素飽和度の適正化，脳酸素消費量，頭蓋内圧の適正化などで構成されている.

■参考文献

1) Pearse RM, Harrison DA, MacDonald N, et al. Effect of a perioperative, cardiac output-guided hemodynamic therapy algorithm on outcomes following major gastrointestinal surgery: a randomized clinical trial and systematic review. JAMA. 2014; 311: 2181-90.

2) Som A, Maitra S, Bhattacharjee S, et al. Goal directed fluid therapy decreases postoperative morbidity but not mortality in major non-cardiac surgery: a meta-analysis and trial sequential analysis of randomized controlled trials. J Anesth. 2017; 31: 66-81.

3) Gomez-Izquierdo JC, Trainito A, Mirzakandov D, et al. Goal-directed fluid therapy does not reduce primary postoperative ileus after elective laparoscopic colorectal surgery: a randomized controlled trial. Anesthesiology. 2017; 127: 36-49.

4) Makaryus R, Miller TE, Gan TJ. Current concepts of fluid management in enhanced recovery pathways. Br J Anaesth. 2018; 120: 376-83.

5) Navickis RJ, Haynes GR, Wilkes MM. Effect of hydroxyethyl starch on bleeding after cardiopulmonary bypass: a meta-analysis of randomized trials. J Thorac Cardiovasc Surg. 2012; 144: 223-30.

6) Bayer O, Schwarzkopf D, Doenst T, et al. Perioperative fluid therapy with tetrastarch and gelatin in cardiac surgery--a prospective sequential analy-

JCOPY 498-05546

sis. Crit Care Med. 2013; 41: 2532-42.

7) Ryhammer PK, Tang M, Hoffmann-Petersen J, et al. Colloids in cardiac surgery-friend or foe? J Cardiothorac Vasc Anesth. 2017; 31: 1639-48.

8) Mythen MG, Webb AR. Perioperative plasma volume expansion reduces the incidence of gut mucosal hypoperfusion during cardiac surgery. Arch Surg. 1995; 130: 423-9.

9) Polonen P, Ruokonen E, Hippelainen M, et al. A prospective, randomized study of goal-oriented hemodynamic therapy in cardiac surgical patients. Anesth Analg. 2000; 90: 1052-9.

10) McKendry M, McGloin H, Saberi D, et al. Randomised controlled trial assessing the impact of a nurse delivered, flow monitored protocol for optimisation of circulatory status after cardiac surgery. BMJ. 2004; 329: 258.

11) Kapoor PM, Kakani M, Chowdhury U, et al. Early goal-directed therapy in moderate to high-risk cardiac surgery patients. Ann Card Anaesth. 2008; 11: 27-34.

12) Smetkin AA, Kirov MY, Kuzkov VV, et al. Single transpulmonary thermodilution and continuous monitoring of central venous oxygen saturation during off-pump coronary surgery. Acta Anaesthesiol Scand. 2009; 53: 505-14.

13) Giglio M, Dalfino L, Puntillo F, et al. Haemodynamic goal-directed therapy in cardiac and vascular surgery. A systematic review and meta-analysis. Interact Cardiovasc Thorac Surg. 2012; 15: 878-87.

14) Aya HD, Cecconi M, Hamilton M, et al. Goal-directed therapy in cardiac surgery: a systematic review and meta-analysis. Br J Anaesth. 2013; 110: 510-7.

15) Osawa EA, Rhodes A, Landoni G, et al. Effect of perioperative goal-directed hemodynamic resuscitation therapy on outcomes following cardiac surgery: a randomized clinical trial and systematic review. Crit Care Med. 2016; 44: 724-33.

16) Goepfert MS, Richter HP, Zu Eulenburg C, et al. Individually optimized hemodynamic therapy reduces complications and length of stay in the intensive care unit: a prospective, randomized controlled trial. Anesthesiology. 2013; 119: 824-36.

17) Johnston LE, Thiele RH, Hawkins RB, et al. Goal-directed resuscitation following cardiac surgery reduces acute kidney injury: a quality initiative pre-post analysis. J Thorac Cardiovasc Surg. 2020; 159: 1868-77.

18) Deschamps A, Hall R, Grocott H, et al. Cerebral oximetry monitoring to maintain normal cerebral oxygen saturation during high-risk cardiac surgery: a randomized controlled feasibility trial. Anesthesiology. 2016; 124: 826-36.

〈坂本安優，小竹良文〉

20 心臓血管麻酔における輸血療法

➤Positive list

☑術中の不適切な輸血は患者の予後に悪影響を及ぼす.

☑心臓血管症例を対象とした臨床研究において,Hb<8.0 g/dL を輸血の閾値とした場合,制限しない場合と比較して非劣性であることが示されている.

☑最近のガイドラインでは,心臓血管麻酔の輸血の閾値を 8.0 g/dL としている.

☑大量出血により輸血が必要となった場合,FFP/RBC ratio が高いほうが予後を改善させる可能性がある.

➤Negative list

☑心臓血管手術における制限輸血の臨床研究では,術後 6 カ月後までの予後は非劣性であるが,数年単位の予後については明らかではない.

☑退院時の Hb 値が低い場合には,30 日再入院率が高いことが知られている.

☑出血が中等度以下である場合には,FFP/RBC ratio が予後に及ぼす影響については明らかになっていない.

☑FFP は呼吸器合併症や容量過負荷による弊害が危惧される.

☑PLT/RBC ratio および PLT/FFP ratio に関する明確なエビデンスは存在しない.

☑PLT の使用は,深部静脈血栓症,脳卒中と関連するという報告がある.

JCOPY 498-05546

術中輸血の開始の閾値

　周術期の不必要な輸血は，深部静脈血栓症，感染などさまざまな術後合併症の要因となることが数多くの研究で明らかにされている[1-3]．一方，最近では周術期制限輸血の臨床的意義と経済的効果を示すエビデンスが集積され，周術期輸血のガイドラインでも制限輸血を推奨する内容となっている[4]．輸血使用患者は高齢者の割合が高く，少子高齢化が進行する本邦では，将来的な輸血不足が危惧されている背景もあり，今後，制限輸血は麻酔科医への社会的要請となる可能性がある．

　非心臓手術と比較してより多くの血液製剤が使用される心臓手術においても，制限輸血の有用性が報告されている．最近の大規模研究において，輸血開始基準をヘモグロビン値（Hb）7.5 g/dL 未満とした制限輸血群と，9.5 g/dL（OR, ICU）および 8.5 g/dL（一般病棟）未満を輸血開始基準とした非制限輸血群を比較した結果，28 日死亡率，周術期合併症の発生率に差がなく制限輸血の非劣性が明らかにされた[5]．その後のシステマティックレビューとメタ解析でも，心臓手術における制限輸血の非劣性と経済的効果が示されている 図1 [6]．このように心臓手術における制限輸血の意義が示されてきている一方，現状では，施設や術者，さらには麻酔科医によっ

予後	リスク比(95%信頼区間)	
死亡率	0.96(0.76, 1.12)	
心筋梗塞	1.01(0.81, 1.26)	
脳卒中	0.93(0.68, 1.27)	
感染	1.12(0.98, 1.20)	
腎不全	1.12(0.98, 1.20)	
不整脈	0.97(0.91, 1.04)	
RBC 輸血量	0.69(0.67, 0.71)	

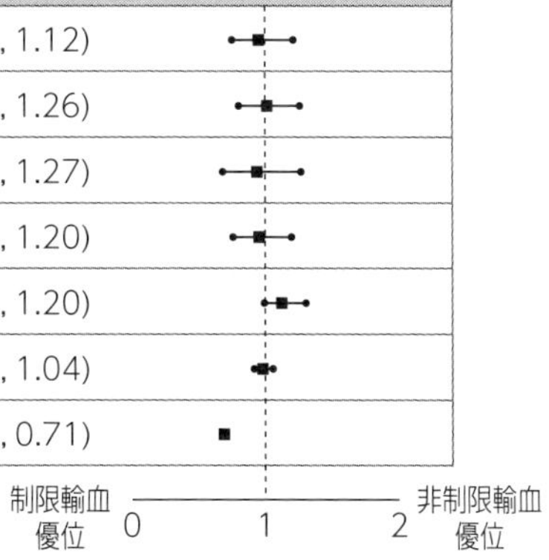

制限輸血優位　0　1　2　非制限輸血優位

図1　制限輸血および非制限輸血が予後に与える影響
制限輸血は非劣性であることが示されている．
Shehata N, et al. Eur Heart J. 2019; 40: 1081-8[6] より改変．

ても輸血開始基準については意見が分かれるところである．「Hb 8.0 g/dL 未満」というような輸血開始基準は明確ではあるが，Hb 値は術中輸液による希釈によって容易に低下するため，その影響を考慮した上で輸血の適否を判断する必要がある．また，術前から Hb 値が低い症例，高度な心血管合併症を有する症例，緊急手術症例では，輸血の適否を Hb 値に集約することは困難であり，血行動態維持と酸素需給バランスなど患者の状態に合わせた多角的な対応が求められる．さらに，制限輸血の非劣性を示す報告の多くは，1 カ月以内のアウトカムに焦点を当てており，長期予後について言及した研究は少ない．退院時の Hb は再入院率に関与するという報告もあり[7]，長期的な展望については今後の研究が待たれる．

出血時の輸血戦略

心臓血管手術は，術式や人工心肺使用の影響により，非心臓手術と比較すると輸血する機会が多い．不適切な輸血を避けた上で，術中に出血した場合には，酸素需給バランスを保つために輸血が必要となる．濃厚赤血球（red blood cell：RBC）の輸血の閾値については前述したが，新鮮凍結血漿（fresh frozen plasma：FFP）や濃厚血小板（platelet concentration：PLT）の投与に関してはどうであろうか？ 大量輸血が必要である外傷治療における最近の研究では，FFP，PLT，RBC の比率は 1：1：2 よりも 1：1：1 のほうが，予後に有用であることが示された．つまり，FFP/RBC ratio は高いほうが有用である可能性が示唆された[8]．同様に，心臓血管手術における大量出血症例（RBC 8 単位以上使用）に関する研究では，FFP/RBC ratio＞1 の場合，1 以下の場合と比較して 30 日生存率が改善し[2]，脳卒中，心筋梗塞などの合併症発生率などを改善させることが示されている 表1 [9, 10]．一方，大量出血ではない場合においては，FFP/RBC ratio の影響については明らかになっていない[10]．大量出血の際には，凝固因子も失われるため，RBC だけではなくある程度の FFP を補充する必要性は明らかであるが，FFP/RBC ratio の上昇は希釈による Hb 値の低下を生じるため注意が必要である．また，FFP はそれ自体，輸血関連急性肺傷害（transfusion-associated acute lung injury：TRALI）や輸血関連循環過負荷（transfusion-associated circulatory overload：TACO）などの合併症のリ

表1 心臓手術における FFP/RBC ratio が予後に与える影響

予後	FFP/RBC ratio＞1	FFP/RBC ratio≦1	P 値
院内死亡率（%）	9（3.0）	52（8.8）	0.001
ICU 入室期間（日数）	4（2〜6）	4（2〜8）	0.038
脳卒中（%）	2（0.7）	38（6.4）	＜0.001
心筋梗塞（%）	3（1.0）	19（3.2）	0.047
肺塞栓（%）	0（0）	1（0.2）	0.48
四肢虚血（%）	0（0）	2（0.3）	0.32
出血再手術（%）	21（7.1）	44（7.4）	0.86
腎不全（%）	2（0.7）	0（0）	0.11

数値は中央値（第一〜第三四分位）で示した.
Barker SJ, et al. Anesth Analg. 2016; 122: 565-72[3] より改変.

スクがある[11]. 心臓手術において，凝固障害に対する FFP 投与および予定手術での FFP の先行投与の有用性は明らかにされていない[12]. PLT に関しては，術後の重症患者での使用で深部静脈血栓症の発生リスクを増加させ

コラム 多部署との連携が重要

　不適切な輸血を避けるということは，輸血による合併症のみならず，医療経済的な観点からも極めて重要である. 一方，輸血開始の閾値をどこに設定するかということに関しては，施設の状況によりさまざまである. 筆者はこれまでさまざまな施設で勤務してきたが，「冠動脈バイパス術では，術中 Hb 値を 10 g/dL 以上で維持してください」と指定する外科医がいる一方で，「麻酔導入後，血圧が許す限り希釈式自己血貯血を行ってください」と制限輸血に並々ならぬこだわりを持つ外科医の手術麻酔を担当してきた. また，制限輸血など考慮できないくらい，術中出血する場合もある. 制限輸血の概念を院内に導入する場合には，現状のエビデンスやガイドラインをもとに，心臓外科医，麻酔科医，臨床工学技士，輸血管理部など多部署と議論の上で，コンセンサスを得ていく必要がある.

るという報告があるが[13]，RBC や FFP との比率に関する検討はほとんど
なく，今後の研究が期待される.

■参考文献

1） Goel R, Patel EU, Cushing MM, et al. Association of perioperative red blood cell transfusions with venous thromboembolism in a North American registry. JAMA Surg. 2018; 153: 826-33.
2） Carson JL, Stanworth SJ, Roubinian N, et al. Transfusion thresholds and other strategies for guiding allogeneic red blood cell transfusion. Cochrane Database Syst Rev. 2016; 10(10): CD002042.
3） Barker SJ, Shander A, Ramsay MA. Continuous noninvasive hemoglobin monitoring: a measured response to a critical review. Anesth Analg. 2016; 122: 565-72.
4） Carson JL, Guyatt G, Heddle NM, et al. Clinical practice guidelines from the AABB: red blood cell transfusion thresholds and storage. JAMA. 2016; 316: 2025-35.
5） Mazer CD, Whitlock RP, Fergusson DA, et al. Restrictive or liberal red-cell transfusion for cardiac surgery. N Engl J Med. 2017; 377: 2133-44.
6） Shehata N, Mistry N, da Costa BR, et al. Restrictive compared with liberal red cell transfusion strategies in cardiac surgery: a meta-analysis. Eur Heart J. 2019; 40: 1081-8.
7） Cho BC, DeMario VM, Grant MC, et al. Discharge hemoglobin level and 30-day readmission rates after coronary artery bypass surgery. Anesth Analg. 2019; 128: 342-48.
8） Holcomb JB, del Junco DJ, Fox EE, et al. The prospective, observational, multicenter, major trauma transfusion (PROMMTT) study: comparative effectiveness of a time-varying treatment with competing risks. JAMA Surg. 2013; 148: 127-36.
9） Delaney M, Stark PC, Suh M, et al. Massive transfusion in cardiac surgery: the impact of blood component ratios on clinical outcomes and survival. Anesth Analg. 2017; 124; 1777-82.
10） Tsukinaga A, Maeda T, Takaki S, et al. Relationship between fresh frozen plasma to packed red blood cell transfusion ratio and mortality in cardiovascular surgery. J Anesth. 2018: 32: 539-46.
11） Pandey S, Vyas GN. Adverse effects of plasma transfusion. Transfusion. 2012; 52 Suppl 1: 65S-79S.
12） Desborough M, Sandu R, Brunskill SJ, et al. Fresh frozen plasma for cardiovascular surgery. Cochrane Database Syst Rev. 2015; (7): CD007614.
13） Cook D, Crowther M, Meade M, et al. Deep venous thrombosis in medi-

cal-surgical critically ill patients: prevalence, incidence, and risk factors. Crit Care Med. 2005; 33:1565-71.

〈平田直之〉

21 心臓血管手術後の呼吸管理

▶Positive list

☑心臓血管手術後患者を対象とした臨床研究において，人工呼吸中の SpO$_2$ の目標値を 88〜92％と定めた制限的酸素療法は安全に導入できた.

☑メタアナリシスにおいて，成人心臓手術後の早期抜管を目指すファストトラック管理は，低〜中等度リスク患者に対しては，重大な術後合併症の発生率や死亡率に影響することなく，実際の抜管までの時間，ICU 滞在日数を短縮することが示された.

☑心臓血管手術の ERAS ガイドラインにおいて，ICU 入室後 6 時間以内の抜管を目指すことが推奨されている.

☑ファストトラック管理の実践のためには，低用量オピオイドまたはレミフェンタニルを用いた麻酔管理と目標時間を規定した早期抜管プロトコールの導入が重要である.

▶Negative list

☑生理的な範囲を超えた高酸素血症や高濃度酸素投与は，心拍出量の低下や冠動脈血流の低下を引き起こす可能性がある.

☑心臓血管手術後の制限的酸素療法が予後に及ぼす影響についての明確なエビデンスは存在せず，最適な酸素化の目標値も明らかになっていない.

☑患者因子や手術因子によって,高リスクと分類されるような症例は,ファストトラック管理から逸脱するリスクが高い.

☑ファストトラック管理のコスト削減効果や患者 QOL の向上効果については，十分なエビデンスが存在しない．

術後人工呼吸中の適正酸素濃度

　私たち人間が生きていく上で酸素が必要不可欠であることは自明の理である．組織の低酸素状態が遷延することは死活問題であり，その予防や治療のために，酸素療法は病院内で幅広く用いられている．手術室や ICU における人工呼吸中の酸素療法の現状調査の結果をみると，F_IO_2（吸入酸素濃度）を下げる余裕があるにもかかわらず，比較的高い PaO_2（動脈血酸素分圧）や SpO_2（経皮的動脈血酸素飽和度）で維持するケースが多くみられる[1,2]．これは言い換えると，低酸素血症に対して十分な安全域を持たせた状態で管理するケースが多く発生していることになる．この根底には，酸素は"足りないより多すぎるほうが安心"という心理が働いていると思われる．心臓血管手術後患者においては，上記の理由に加え，術前からの低心機能状態や術後に発生する低心拍出量症候群による酸素供給の低下を補う目的で，高酸素血症を容認する場合もあるかもしれない．さらに，心筋の虚血プレコンディショニング作用，創部感染予防，人工心肺中のガス状微小塞栓予防などの効果も報告されている[3]．

　しかし一方で，高濃度酸素投与や高酸素血症は，心臓，血管，その他の重要臓器への悪影響も併せ持つことが知られている 図1．具体的には，酸素は血管収縮作用を有しており，心不全患者において，酸素投与によって体血管抵抗の増加，左室拡張末期圧の上昇，心拍出量の低下を引き起こすことが報告されている[4,5]．また，冠動脈疾患を持つ患者において，高酸素血症が冠動脈血流を低下させることも報告されている[6]．肺においては，肺傷害の惹起（Lorrain Smith 効果）や吸収性無気肺などが挙げられる．

　さらに，高酸素血症は酸化ストレスの原因である活性酸素種（ROS）の発生を増加させることが知られている．実際に，酸化ストレスが主因である虚血再灌流傷害が関連する病態では，酸素投与を制限することの有効性が臨床研究で報告されている．心筋梗塞患者については，酸素投与に関する無作為化比較試験（RCT）が複数報告されており，酸素投与の有効性を

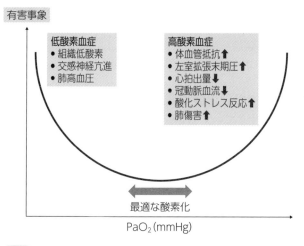

有害事象

低酸素血症
• 組織低酸素
• 交感神経亢進
• 肺高血圧

高酸素血症
• 体血管抵抗⬆
• 左室拡張末期圧⬆
• 心拍出量⬇
• 冠動脈血流⬇
• 酸化ストレス反応⬆
• 肺傷害⬆

最適な酸素化

PaO_2 (mmHg)

図1 動脈血酸素分圧（PaO_2）と有害事象の関連

支持するエビデンスは乏しく, むしろ有害性を示唆する報告もある[7]. 心肺蘇生後患者においても, メタアナリシスで高酸素血症と死亡率の上昇の関連が報告されている[8]. 各国のガイドラインにも反映され始めており, 低酸素血症がない心筋梗塞患者や心肺蘇生後患者へのルーチンでの酸素投与は推奨されなくなっている[9].

　心臓血管手術後の酸素療法に関する臨床研究は非常に限られている. その数少ない研究の1つが, オーストラリア・ニュージーランドのICUデータベースを用いて行った観察研究である[10]. 2003〜2012年にICUに入室した心臓血管手術後患者83,060名を対象にして, ICU入室24時間以内の最悪値を用いて, 高酸素群を$PaO_2 \geqq 300$ mmHg, 低酸素群を$PaO_2 < 60$ mmHg または PaO_2/F_{IO_2} 比<300, 正常群をその中間と定義して, 患者予後との関連を検討している. その結果, 高酸素群は正常群と比較して死亡率は変わらなかったが, ICU滞在日数, 病院滞在日数のかすかな延長と関連があった.

　もう1つの臨床研究は, オーストラリアの単施設で行われた研究である[11]. 近年, 酸素の使用を可能な限り控える手段として, 酸素化の目標値を従来よりも低めに設定する制限的酸素療法（conservative oxygen ther-

JCOPY 498-05546

apy）が提唱され，その安全性や効果がさまざまな病態で検証されている[12]．本研究では，心臓血管手術後に ICU で人工呼吸を必要とする患者に対して，目標となる SpO_2 値を 88〜92％として F_IO_2 を調節し，$F_IO_2 = 0.21$ を下限として可能な限り低い F_IO_2 で管理するという制限的酸素療法のプロトコールを導入した．その結果，酸素化に関する目標値を設定していなかった従来の治療法を受けた患者と比較して，より低い F_IO_2 を用いて（0.33［IQR，0.28-0.41］vs 0.48［IQR，0.41-0.55］，P＜0.001），より低い PaO_2（93 mmHg［IQR，81-117］vs 141 mmHg［IQR，120-175］，P＜0.001）で管理することが可能となった．制限群で低酸素血症の発生が増えたものの，重大な臨床的アウトカムは両群間で有意差を認めず，SpO_2 の目標値を 88〜92％と定めた制限的酸素療法は安全に導入できたと結論付けている．

　心臓血管手術患者は，人工心肺の使用や大動脈遮断により，術中に虚血再灌流傷害の影響を受けやすいことを考慮すると，可能な限り酸素投与を制限するほうが好ましいかもしれない．しかし，心臓血管手術後の酸素化について，利用可能なエビデンスは非常に限られており，最適な目標値は定まっていないのが現状である．制限的酸素療法については安全性は示されているが，有効性に関しては今後の介入研究による検証が必要である．

ファストトラック管理の現状

　過去の心臓血管手術患者の管理は，心機能への影響が少ない大量オピオイドによる術中・術後管理のもと，少なくとも一晩は人工呼吸管理を行うことが当然であった．しかし，1990 年代に入ってから，"バランス麻酔"が普及し始めると，早期抜管を目指すファストトラック管理が注目を浴びるようになってきた．これは，安全に ICU 滞在日数や病院滞在日数を可能な限り減少させることを目的としたもので，限られた医療資源やコストの中で心臓血管手術件数の増加に対応するための手段として世界中に広まっていった．

　これまでに，その効果を検討した多くの研究が行われ，エビデンスの蓄積が行われている．2016 年に発表された成人心臓手術患者のファストトラック管理に関する最新のコクランレビューのメタアナリシスでは，28 の

RCT が含まれている[13]. このメタアナリシスでは，ファストトラック管理の重要な要素である低用量オピオイドによる麻酔，または目標時間を規定した早期抜管プロトコールの使用を介入と定義して，死亡，合併症，医療サービスの利用などに関連するアウトカムについて解析が行われている．その結果，低用量オピオイド麻酔と早期抜管プロトコールの使用は，心筋梗塞，脳卒中，急性腎傷害，重大な出血事象，創部感染などの重大な術後合併症の発生率や死亡率に影響することなく，実際の抜管までの時間，ICU滞在日数を短縮することが示された 表1. 注意点としては，ほとんどの研究が低～中等度のリスク患者が対象となっており，高リスク患者には適応できないことと，超短時間型オピオイドであるレミフェンタニルの使用が含まれていないことである．プロトコール逸脱のリスク因子としては，ASA-PS 分類>3，NYHA 分類>Ⅲ，手術時間>267 分が挙げられており[14]，患者因子や手術因子によって高リスクと分類されるような症例にファストトラック管理を行うことの有益性は証明されていない．レミフェンタニルの使用に関しては，別のメタアナリシスで解析されており，フェンタニルやスフェンタニルと比較して，死亡率に影響なく，抜管までの時間短縮,病院滞在日数の短縮と関連があることが報告されている[15]．なお，前述したコクランレビューのメタアナリシスでは，ファストトラック管理のコスト削減効果や長期的な QOL への影響についての検討も行われたが，十分なエビデンスの蓄積が行われていないのが現状である．

　昨今，さまざまな手術において Enhansed Recovery After Surgery（ERAS）と呼ばれる術後回復能力強化プログラムが導入されている．これは，術後回復に役立つ管理のうち，エビデンスがあるものを組み合わせ，多職種が協力して術前，術中，術後のケアを最適化し，一貫したアプローチを提供するプロトコールである．心臓血管手術においては，心臓外科医，麻酔科医，集中治療医が集まり創設された Enhanced Recovery After Cardiac Surgery（ERACS）Society から 2019 年にガイドラインが発表され，術後管理の戦略として，ICU 入室後 6 時間以内の抜管を目指すことを推奨している[16]．そのためには，低用量オピオイドによる麻酔管理と目標時間を規定した早期抜管プロトコールの使用が重要であることも記されている．

表1 成人心臓手術後のファストトラック管理（低用量オピオイド使用と目標時間を規定した早期抜管プロトコール）が予後に与える影響

アウトカム	低用量オピオイド	P 値	目標時間を規定した早期抜管プロトコール	P 値
死亡率	オッズ比[95% CI]		オッズ比[95% CI]	
ICU 死亡	ー		0.87[0.19-3.88]	0.85
病院死亡	0.58[0.24-1.39]	0.22	0.23[0.05-1.04]	0.06
1 カ月後死亡	ー		1.13[0.59-2.19]	0.71
1 年後死亡	0.55[0.17-1.82]	0.33	ー	
術後死亡	0.53[0.25-1.12]	0.1	0.80[0.45-1.45]	0.47
術後合併症	リスク比[95% CI]		リスク比[95% CI]	
心筋梗塞	0.98[0.48-1.99]	0.96	0.59[0.27-1.31]	0.2
脳卒中	1.17[0.36-3.78]	0.8	0.85[0.33-2.16]	0.73
急性腎傷害	1.19[0.33-4.33]	0.79	1.11[0.42-2.91]	0.84
重大な出血事象	0.48[0.16-1.44]	0.19	0.92[0.53-1.61]	0.77
敗血症	ー		2.4[0.31-18.25]	0.4
創部感染	ー		0.67[0.25-1.83]	0.43
再挿管	1.77[0.38-8.27]	0.47	1.34[0.74-2.41]	0.33
医療サービスの利用	平均差[95% CI]		平均差[95% CI]	
抜管までの時間（hours）	−7.4[−10.51, −4.29]	<0.001	−6.25[−8.44, −3.67]	<0.001
ICU 滞在時間（hours）	−3.7[−6.98, −0.41]	0.03	−7.16[−10.45, −3.88]	<0.001
病院滞在日数（days）	−0.3[−1.04, 0.43]	0.42	−0.44[−1.04, 0.16]	0.15

Wong WT, et al. Cochrane Database Syst Rev. 2016; 9（9）: CD003587 [13]より改変.

　最近では，手術室や PACU（post-anesthesia care unit）で，さらに早期の抜管を行い，ICU を経ずに一般病棟で術後管理を行うファストトラック管理（ウルトラファストトラック）のプロトコールも散見されるようになっている[17]．ただし，決して PACU が充実しているとは言えない日本の実情

には合わないかもしれない．しかし一方で，日本でも transcatheter aortic valve implantation（TAVI）や minimally invasive cardiac surgery（MICS）といった，より低侵襲の手術手技が普及してきており，今後は ICU 以外での抜管プロトコールを用いた管理が求められてくると思われる．

さらに，麻酔管理では，神経ブロックやその他の鎮痛剤を用いたオピオイドフリー麻酔が報告されるようになっており，挿管時間の短縮や ICU 滞在日数の短縮と関連があることが報告されている[18]．ファストトラック管理を実践するための新たな麻酔法の1つとして，今後の研究が期待される．

コラム 制限的酸素療法導入のコツ

筆者はオーストラリア留学中に，ICU での制限的酸素療法に関する研究に携わり，実際の導入の場面を目の当たりにしてきた．その経験をもとに，制限的酸素療法を導入するにあたって重要なポイントを2つ紹介する．第1に安全性はもちろんのこと，実行可能性が担保されていなければならない．スタッフが低酸素を恐れるあまり，実行できないような厳しいプロトコールでは意味がない．第2にスタッフへの徹底した教育が重要である．従来であれば，ドクターコールとなっているような SpO_2 値であっても，制限的酸素療法導入後は酸素濃度を下げなければならず，スタッフの十分な理解なしでは治療を遂行できない．留学先の病院では，制限的酸素療法の導入に際し，全 ICU スタッフが参加できるように，時間を問わず繰り返し説明会を行っていた．ときには，深夜勤務専門ナースに向けて，深夜に出向いて説明会を行うこともあった．心臓血管手術後患者を対象に導入する際には，心臓外科のカンファレンスにも出向いて，治療の概要をプレゼンして納得してもらっていた．このように，生きるために必要な酸素を制限するということは，これまでの常識を覆す治療であり，周囲のスタッフの十分な理解がなければ成り立たない．

JCOPY 498-05546

■参考文献

1) Suzuki S, Mihara Y, Hikasa Y, et al. Current ventilator and oxygen management during general anesthesia: a multicenter, cross-sectional observational study. Anesthesiology. 2018; 129: 67-76.

2) Suzuki S, Eastwood GM, Peck L, et al. Current oxygen management in mechanically ventilated patients: a prospective observational cohort study. J Crit Care. 2013; 28: 647-54.

3) Young RW. Hyperoxia: a review of the risks and benefits in adult cardiac surgery. J Extra Corpor Technol. 2012; 44: 241-9.

4) Haque WA, Boehmer J, Clemson BS, et al. Hemodynamic effects of supplemental oxygen administration in congestive heart failure. J Am Coll Cardiol. 1996; 27: 353-7.

5) Mak S, Azevedo ER, Liu PP, et al. Effect of hyperoxia on left ventricular function and filling pressures in patients with and without congestive heart failure. Chest. 2001; 120: 467-73.

6) McNulty PH, Robertson BJ, Tulli MA, et al. Effect of hyperoxia and vitamin C on coronary blood flow in patients with ischemic heart disease. J Appl Physiol(1985). 2007; 102: 2040-5.

7) Stub D, Smith K, Bernard S, et al. A randomized controlled trial of oxygen therapy in acute myocardial infarction Air Verses Oxygen In myocarDial infarction study(AVOID Study). Am Heart J. 2012; 163: 339-45 e1.

8) Ni YN, Wang YM, Liang BM, et al. The effect of hyperoxia on mortality in critically ill patients: a systematic review and meta analysis. BMC Pulm Med. 2019; 19: 53.

9) Neumar RW, Shuster M, Callaway CW, et al. Part 1: executive summary: 2015 American Heart Association Guidelines update for cardiopulmonary resuscitation and emergency cardiovascular care. Circulation. 2015; 132(18 Suppl 2): S315-67.

10) Sutton AD, Bailey M, Bellomo R, et al. The association between early arterial oxygenation in the ICU and mortality following cardiac surgery. Anaesth Intensive Care. 2014; 42: 730-5.

11) Eastwood GM, Chan MJ, Peck L, et al. Conservative versus conventional oxygen therapy for cardiac surgical patients: a before-and-after study. Anaesth Intensive Care. 2019; 47: 175-82.

12) ICU-ROX Investigators, the Australian and New Zealand Intensive Care Society Clinical Trials Group, et al. Conservative oxygen therapy during mechanical ventilation in the ICU. N Engl J Med. 2020; 382: 989-98.

13) Wong WT, Lai VK, Chee YE, et al. Fast-track cardiac care for adult cardiac surgical patients. Cochrane Database Syst Rev. 2016; 9(9): CD003587.

14) Kiessling AH, Huneke P, Reyher C, et al. Risk factor analysis for fast track

protocol failure. J Cardiothorac Surg. 2013; 8: 47.

15) Greco M, Landoni G, Biondi-Zoccai G, et al. Remifentanil in cardiac sur-
gery: a meta-analysis of randomized controlled trials. J Cardiothorac Vasc
Anesth. 2012; 26: 110-6.

16) Engelman DT, Ben Ali W, Williams JB, et al. Guidelines for perioperative
care in cardiac surgery: Enhanced Recovery After Surgery Society recom-
mendations. JAMA Surg. 2019; 154: 755-66.

17) Ender J, Borger MA, Scholz M, et al. Cardiac surgery fast-track treatment in
a postanesthetic care unit: six-month results of the Leipzig fast-track con-
cept. Anesthesiology. 2008; 109: 61-6.

18) Guinot PG, Spitz A, Berthoud V, et al. Effect of opioid-free anaesthesia on
post-operative period in cardiac surgery: a retrospective matched case-con-
trol study. BMC anesthesiology. 2019; 19: 136.

〈鈴木 聡〉

22 心臓血管手術後の循環管理

▶Positive list

☑ 術後管理では申し送りが重要であり，周術期を通じた一貫した管理が要求される．

☑ 心臓血管手術後の低血圧の原因は循環血液量減少であることが多く，輸液管理では前負荷の静的指標に加えて動的指標が有用である．

☑ 混合静脈血（中心静脈血）飽和度の連続モニターは酸素需給バランスの指標として心臓血管手術後管理においても有用である．

▶Negative list

☑ 現状では多くの施設で術後管理は心臓外科に一任され，一貫した管理が行われていないことが多い．

☑ 人工呼吸器設定，心機能などにより前負荷の動的指標が当てにならない状況がある．

☑ 混合静脈血（中心静脈血）酸素飽和度は敗血症ショック，透析患者などではあてにならない．

申し送りの重要性: 周術期を通じた一貫した全身管理

心臓血管手術後の集中治療管理では，心臓外科医，麻酔科医（集中治療医），看護師，臨床工学技士，理学療法士などの**チームで質の高い医療**を行うことが要求される．

術後管理は意識レベル評価，鎮痛鎮静，循環管理，呼吸管理，凝固系評

価，電解質補正，血糖コントロール，感染コントロール，早期リハビリテーションなど多岐にわたるが，中心になるのは通常，循環管理である．循環管理においても，原疾患，術前の心機能（収縮能，拡張能），合併症，術式，麻酔方法，人工心肺記録，使用薬剤，薬剤や輸液に対する反応性を含めた術中経過などは重要な情報である．

　周術期を通じて一貫した，チームでの全身管理を行うためには申し送りが必要不可欠である．必要事項を効率よく漏れなく申し送るためには，施設の特徴（実情）に合わせた**チェックリスト（申し送りシート）**を作成することが推奨される 表1 [1,2]．

　周術期を通じたチーム医療の重要性が強調される一方で，従来の〈伝統〉やマンパワーなどの問題もあり，心臓血管手術の術後管理を心臓外科医に委ねている施設が多いのが実情である．2016 年に日本集中治療教育研究会が行ったアンケート調査において，心臓血管手術後管理の主体は心臓外科

表1　申し送り事項をチェックリストにして効率よく行うことが重要

◎患者情報
• 患者 ID，名前，年齢，性別，身長/体重
• 既往歴，アレルギー
• 術前問題点
• 診断，予定術式
◎麻酔
• 麻酔法: 導入〜維持方法，麻薬使用量
• 経食道心エコー所見
• 使用薬剤: 循環作動薬含む
• 循環作動薬・輸液への反応性
• 輸液・輸血量/出血量・尿量
◎手術
• 手術記録: 実施術式，合併症，特記事項
• 人工心肺記録: 大動脈クランプ時間，心筋虚血時間など
◎現在の状態
• 現在の使用薬剤および血行動態〜安定/不安定？
◎術後計画
• 予想される経過・合併症
• 術後指示: 輸液（輸血），薬剤，血糖・電解質補正など
• 術後鎮痛，深部静脈血栓予防
• 栄養管理

医 71.7％，集中治療医 22.8％，麻酔科医 3.3％という結果であった[3]．本アンケートの回答者の多くが集中治療に関わっている施設に所属していることが想定されるため，実際にはさらに多くの施設で心臓外科医が主体であることが推測される．

また診療内容についても，施設ごとの〈ローカルルールに沿った医療〉が行われているのが実情であろう．どの診療科の医師が主体になるべきか明確なエビデンスはないが，人工呼吸管理，鎮痛鎮静などに精通した麻酔科医（集中治療医）がチーム医療としての術後管理に積極的に参加すべきであると考える[4]．

心臓血管手術直後の低血圧：循環血液量減少が原因であることが多い

心臓血管手術後の低血圧では，原疾患，術式，術中経過，使用薬剤などの情報を申し送りで把握しつつ，最初にバイパス閉塞，出血，心タンポナーデ，緊張性気胸などの緊急を要する事態の有無（リスク）を早急に除外する必要がある．

心拍出量を決定する要素は，心拍数（＋不整脈の有無），前負荷，心機能（収縮能，拡張能），後負荷であるが，術後低血圧では前負荷減少，すなわち**循環血液量の絶対的・相対的な減少**が原因であることが多い[5]．前負荷減少に対する基本的な治療は輸液（輸血）管理となる．

輸液管理では許容されるポイントを〈点〉ではなく，〈**範囲**〉として認識して行う必要があるが，それぞれの患者ごとに許容範囲は異なる．心機能に余裕がある患者の許容範囲は広いが心機能低下患者では狭く，輸液負荷中の循環動態・呼吸状態などの変化に注意しながらの繊細な管理が要求される．手術や人工心肺による心機能低下，血管拡張，血管透過性亢進などが回復するには時間を要するため〈**時間経過**〉も考慮する必要がある[6]．

輸液療法における前負荷の指標は従来，中心静脈圧（CVP），肺動脈楔入圧（PAWP）といった静的指標（static preload indicator）であったが，最近では観血的動脈圧の呼吸性変動（PPV: pulse pressure variation, SPV: systolic pressure variation），動脈圧波形解析による心拍出量（APCO: arterial pressure-based cardiac output）の呼吸性変動（SVV: stroke volume variation）といった**動的指標**（dynamic preload indicator），すなわち輸液反応性の有用性が示されている[7]．調節呼吸下で PPV や SVV が 13％以上の変動を示す場合は，輸液負荷による血圧や心拍出量の増加が期待できる．輸液負荷を行う前に下肢を挙上して輸液反応性を確認する方法（PLR：passive leg raising）も有用である[8]．

　これら動的指標は有用であるが，その一方で動的指標があてにならない場合があることも理解しておく必要がある．動脈圧波形解析による心拍出量は，動脈圧波形が鈍っている場合，不整脈などでは APCO 測定そのものの信頼性が低下する．動的指標は調節呼吸（陽圧呼吸）に伴う左室前負荷の変化を基本としており，肺保護換気のような一回換気量を制限している場合や胸骨閉鎖前，自発呼吸下などでは前負荷の呼吸性変動が少ないため，PPV や SVV の変動は小さくなる[7, 9]．また，低心機能患者では前負荷の変化に対する反応が悪いため同じく変動が少ない．

　多くの場合 PPV と SVV は同様の変化をするが，敗血症など血管反応性が低下している場合は，PPV と SVV の反応に差が生じ得る．PPV と SVV の比（PPV/SVV, dynamic arterial elastance, Eadyn）が 0.9 未満の場合，すなわち SVV と比べて PPV の変化が少ない場合の血圧維持には血管収縮薬の使用が推奨される[10, 11]．

　輸液療法を含めた循環管理において唯一の指標はなく，各指標の測定原理を理解しつつ，血圧，心拍数，末梢温，尿量，心エコー所見などと合わせて**総合的に判断**することが重要である．これから述べる SvO_2, $ScvO_2$ についても同様である．

混合静脈血（中心静脈酸素）飽和度：酸素需給バランスの指標のリアルタイムの指標

　混合静脈血酸素飽和度（SvO_2）は他では代用できない**酸素需給バランスの指標**であり，全身状態が大きく変化し得る心臓血管手術後管理では特に有用である．SvO_2 は酸素供給（動脈血酸素飽和度，ヘモグロビン値，心拍出量）と酸素需要（全身酸素消費量）のバランス（4 つの要因）から決定されるが，最大活用するためには**連続モニター**することが必要であり，連続モニターでさまざまな応用が可能となる[12]．教科書的には SvO_2 75％

JCOPY 498-05546

（PvO_2 40 mmHg）であるが，臨床では60〜80％が基準となる．SvO_2を決定する4つの要因のそれぞれの絶対値ではなく，酸素需給バランスとしてのSvO_2が維持されているかで判断することが重要である[12]．肺動脈カテーテルによる連続心拍出量モニターが5〜15分の平均値であるのに対し，SvO_2連続モニターでの応答時間は2秒である．動脈血酸素飽和度およびヘモグロビン値の急激な変化がない状態（≒多くの術後の状態）では，SvO_2は心拍出量の絶対的・相対的な変化を迅速に反映する指標となる．

カテコラミン減量時や大動脈バルーンパンピング（IABP）離脱時，SvO_2が低下しないことが心拍出量が維持されているかの判断材料となる．日常の処置時にもSvO_2に注目すべきである．清拭，上半身挙上などの軽度の処置でも酸素消費量は20〜30％上昇する[13]．日常の処置やリハビリテーションなどで自覚症状やバイタルサインがないにもかかわらずSvO_2が大きく低下する症例を少なからず経験する．人工心肺後の心機能改善には数日要するため，わずかな酸素消費量に対し心拍出量を増やすことができない状態，すなわち相対的心不全の状態である．このような場合，SvO_2を指標に処置やリハビリテーションの程度を決める，カテコラミン減量を行わない，輸血開始などを考慮すべきである．この際，医師のみならず看護師や理学療法士もSvO_2の意義，有用性を理解することでチームとしての質が向上する[12]．

その他，輸血を開始するヘモグロビン値，肺保護人工換気でのpermissive hypoxemiaでの動脈血酸素分圧（PaO_2）下限および酸素供給を維持する心拍出量の適正値などの判断においてSvO_2は極めて有用である．

従来，酸素需給バランスの連続モニターのためには肺動脈カテーテルの挿入が必要であったが，中心静脈カテーテルの先端に酸素飽和度センサーを取り付けた，中心静脈オキシメトリーカテーテルが使用可能となり，より多くの症例で酸素需給バランスの連続モニター（中心静脈血酸素飽和度，$ScvO_2$）が可能となった．現在市販されているのは20 cmのカテーテルであり解剖学的な点からも$ScvO_2$は通常，上大静脈で測定される．$ScvO_2$とSvO_2との比較では，絶対値のみならず相対的な変化とも数値が一致するかについては意見が別れるところであるが，臨床においてはほぼ同様な応用が可能である．

SvO$_2$，ScvO$_2$ ともに低値の場合は，ほぼ間違いなく酸素需給バランスの破綻を意味するが，正常〜高値の場合は他の指標と併せて総合的に判断する必要がある．特に敗血症性ショック（warm shock），上腕に透析用動静脈シャントがある症例では 80%以上の異常高値を示すときがある．

酸素需給バランスのその他の指標として動脈血乳酸値が使用されることも多いが，リアルタイムの指標でないこと，肝機能や糖代謝の影響を受けることに注意する必要がある．SvO$_2$（ScvO$_2$）と動脈血乳酸血などを組み合わせたアルゴリズムの有用性も報告されている[14, 15]．

コラム 心臓血管手術後の心停止

心臓血管手術後の心停止の頻度は報告により異なるがおおよそ 1〜6%であるが，非心臓手術後の心停止に比べ予後は良好とされている．その理由として原因が可逆的，モニター下で発生することが多いことなどが考えられている[16, 17]．心停止の特徴として，心室細動が 70%，術後 24 時間以内の発生が多いことが挙げられている[17]．心臓血管手術後の心肺蘇生のポイントとして，胸骨圧迫を直ちに行わないこと，アドレナリンは少量から投与の 2 点が挙げられる[18]．

心室細動であれば除細動，徐脈性不整脈であればペーシングを直ちに行い，原因検索を同時に行いつつ，1 分以内に自己心拍が再開しなければ胸骨圧迫を開始し，再開胸や体外循環（ECMO）も考慮する．

アドレナリン投与は通常の成人心肺蘇生アルゴリズムであれば，心室細動であれば除細動不成功後，除細動を必要としないリズムであれば直ちに 1 mg ボーラス投与であるが，心臓血管手術後の場合は自己心拍再開後の高血圧や頻拍を避けるために 0.1〜0.3 mg の少量から投与する．

JCOPY 498-05546

■参考文献

1) Segal N, Bonifacio AS, Schroeder A, et al. Can we make postoperative patient handovers safer? A systematic review of the literature. Anesth Analg. 2012; 115: 102-15.
2) Hall M, Robertson J, Merkel M, et al. A structured transfer of care process reduces perioperative complications in cardiac surgery patients. Anesth Analg. 2017; 125: 477-82.
3) 讃井將満. 簡単アンケート第 51 弾. 心臓血管外科術後管理(2016 年 3 月実施). JSEPTIC 臨床研究委員会. http://www.jseptic.com/rinsho/questionnaire_51.pdf(2020 年 6 月 30 日閲覧)
4) Benoit MA, Bagshaw SM, Norris CM, et al. Postoperative complications and outcomes associated with a transition to 24/7 intensivist management of cardiac surgery patients. Crit Care Med. 2017; 45: 993-1000.
5) Slight RD, Bappu NJ, Nzewi OC, et al. Perioperative red cell, plasma, and blood volume change in patients undergoing cardiac surgery. Transfusion. 2006; 46: 392-7.
6) St Andre AC, DelRossi A. Hemodynamic management of patients in the first 24 hours after cardiac surgery. Crit Care Med. 2005; 33: 2082-93.
7) Marik PE, Cavallazzi R, Vasu T, et al. Dynamic changes in arterial waveform derived variables and fluid responsiveness in mechanically ventilated patients: a systematic review of the literature. Crit Care Med. 2008: 37: 2642-7.
8) Monnet X, Marik P, Teboul JL. Passive leg raising for predicting fluid responsiveness: a systematic review and meta-analysis. Intensive Care Med. 2016; 42: 1935-47.
9) Piccioni F, Bernasconi F, Tramontano GTA, et al. A systematic review of pulse pressure variation and stroke volume variation to predict fluid responsiveness during cardiac and thoracic surgery. J Clin Monit Comput. 2017; 31: 677-84.
10) Garcia MI, Romero MG, Cano AG, et al. Dynamic arterial elastance as a predictor of arterial pressure response to fluid administration: a validation study. Crit Care. 2014; 18: 626.
11) Bar S, Leviel F, Abou Arab O, et al. Dynamic arterial elastance measured by uncalibrated pulse contour analysis predicts arterial-pressure response to a decrease in norepinephrine. Br J Anaesth. 2018; 121: 534-40.
12) 小山 薫. 静脈血酸素飽和度をみる. 日臨麻会誌. 2015; 35: 487-91.
13) Headley JM. Strategies to optimize the cardiorespiratory status of the critically ill. AACN Clin Issues. 1995; 6: 121-34.
14) Joshi R, de Witt B, Mosier JM. Optimizing oxygen delivery in the critically ill: the utility of lactate and central venous oxygen saturation $(ScvO_2)$ as a road-

map of resuscitation in shock. J Emerg Med. 2014; 47: 493-500.

15) Wittayachamnankul B, Chentanakij B, Sruamsiri K, et al. The role of central venous oxygen saturation, blood lactate, and centralvenous-to-arterial carbon dioxide partial pressure difference as a goal and prognosis of sepsis treatment. J Crit Care. 2016; 36: 223-9.

16) Dunning J, Fabbri A, Kolh PH, et al. Guideline for resuscitation in cardiac arrest after cardiac surgery. Eur J Cardiothorac Surg. 2009; 36: 3-28.

17) Ngaage DL, Cowen ME. Survival of cardiorespiratory arrest after coronary artery bypass grafting or aortic valve surgery. Ann Thorac Surg. 2009; 88: 64-8.

18) Lavonas EJ, Drennann IR, Gabrielli A, et al. Part 10: special circumstances of resuscitation: 2015 AHA guidelines update for cardiopulmonary resuscitation and emergency cardiovascular care. Circulation. 2015; 132 (18 Suppl 2): S501-18.

〈小山 薫〉

23 | Stanford A 型急性大動脈解離 手術の麻酔導入： 導入法とモニタリング

急性大動脈解離

　急性大動脈解離は急激な血圧変動などが誘因となり，大動脈内膜に亀裂（エントリー・交通孔）が生じて発症する．エントリーを介して大動脈内・外膜との間に血液が流入し，大動脈から起始する分枝の血流が阻害（malperfusion）されることで循環および主要臓器に影響を及ぼす疾患であり，突然死を含め生命予後の危険性が極めて高い．患者への病状説明によく使われる決め台詞として，"発症から1時間につき1％ずつ死亡率が増加"して"発症後48時間で約半数が死亡する"との数字が示されているが，この数字自体は1960年以前の文献にすでに示されていたものである．半世紀以上前のCTや超音波診断もない時代から現在まで，この数字が未だに語り継がれていることは驚嘆ですらあるが，大動脈解離が急を要する疾患群であることは今も昔も変わりはないことを示していると言えよう．

　外科的介入の必要性を判断する基準としては，Stanford分類が用いられている．画像診断において上行大動脈に解離腔が認められるものは，エントリーの部位にかかわらず，Stanford分類における"A型"と診断され緊急手術の適応となる．対して上行大動脈に解離腔のない"B型"は，原則として降圧剤による内科的治療が選択される．

術前評価

　急性大動脈解離で最も多い死因としては，心タンポナーデが挙げられるが，その他にも大動脈破裂，解離内膜による冠動脈閉塞など迅速な対応が必要とされる病態を呈する．ショック状態であれば，一刻も早く体外循環を確立することが救命への第一手段である．心肺蘇生の手技に則り気管挿管，ヘパリン投与を行い体外循環の確立を急ぐ必要がある．

血行動態が安定している症例でも，麻酔導入後に交感神経系の緊張緩和により急速に血行動態の破綻がみられる症例も多いので警戒を怠らない．心筋虚血による心電図のST変化や急性大動脈弁逆流による拡張期血圧の低下など確認する事項は多岐にわたる．

　大動脈解離は現在進行形で病態が変化する疾患である．診断時のCTなどの画像所見および身体所見から，麻酔導入までに解離腔の進展や心タンポナーデなどの症状が進行することは珍しくない．麻酔準備から手術室入室までの間，循環動態の変動がみられたならば，主治医らと連係を密にとりつつ治療の優先順位を的確に見極めて，麻酔科医として臨機応変に対応していく．

　さらに，術前に外科医と協議し認識を共有する点としては，予定術式や送・脱血の部位を見定めた確実な体外循環の確立方法である．送血部位によっては，麻酔導入時に確保する動脈圧ラインの部位を変更する必要があるため，あらかじめ確認する．

麻酔導入

　急性大動脈解離は発症時に激しい痛みや血圧上昇を伴うため，モルヒネなどの鎮痛薬や血圧降下を目的とした血管拡張薬が投与されていることが多い．また，心タンポナーデ，冠動脈閉塞などショック状態の症例では，昇圧剤が必要とされるなど術前からさまざまな循環作働薬が使われている．これらの状況を把握しつつ麻酔導入を行わなければならない．

　特に急性大動脈解離の麻酔導入で留意するべき点は，挿管時の血圧上昇，麻酔導入後の血圧低下，陽圧換気下での心タンポナーデ増悪が挙げられる．血圧の過度な上昇は大動脈破裂を起こしかねないので，導入時の血圧変動を抑制するにはフェンタニルなどの麻薬を十分量投与して管理を行うとよい．さらに体外循環に移行した後に循環動態の安定が得られてからでも，麻酔深度を必要十分に保つことが安全にもつながる．近年は体格のよい若年の症例も多くみられるが，このような症例では十分な麻酔深度を維持することを心がける．後にも述べるが，循環停止中などの脳をはじめとする主要臓器の代謝を確実に抑制することが必要なのである．

静脈路の確保・輸血

　胸部大動脈手術では大量出血に対応するため，急速輸血に用いる静脈路を確保する．麻酔導入はすでに確保してある静脈路から行い，導入後に速やかに輸血を目的とした太い静脈路（18G 以上）を原則として右上肢に確保する．これは緊急手術に限らず，定時の胸部大動脈手術時においても共通して行うべきである．解剖的にみて，大動脈弓部前面には左頸部と上肢から上大動脈に合流する無名静脈が位置するが，手術操作や大動脈の拡大により圧排・損傷してしまうことは少なくない 図1．無名静脈は左上肢に確保した静脈ラインから上大静脈への通路となるので，損傷することで投与した薬剤や輸液負荷が体循環へ至ることなく漏出してしまう．

　筆者も大量出血で輸液負荷が必要になった際，唯一確保した左上肢の静脈路から輸血のポンピングを行うも，術操作で損傷した無名静脈からすべて術野に流れ出てしまい徒労に帰した経験がある．このような場合は，ただちに右半身から静脈路を確保するか，もしくは術野にて大腿静脈や右房などに何らかの送血路を留置することで対応する．

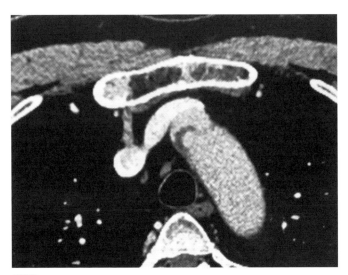

図1　急性大動脈解離　自験例
解離した腕頭動脈起始部前面を無名静脈が横断して上大静脈に合流している．

モニタリング

　一般的な開心術の標準的モニタリングとしては，動脈圧ラインを1本確保でこと足りる症例が多いが，胸部大動脈の手術であれば動脈圧ラインは少なくとも2本以上は用意したい．もしくは，1つのトランスデューサーの側枝から三方活栓などを用いて切り替えながら，複数箇所の圧モニタリングを可能にすることで対応する．そして，モニタリングされている動脈圧がどこの部位・臓器の灌流圧を反映しているかを理解することが肝要である．胸部大動脈手術の大動脈を遮断する手技では，自己心と人工心肺装置のポンプ（体循環・脳循環）など臓器・装置が複数個用いられることで，それぞれの血流・血圧を発生させて生命維持に必要な体外循環を成立させている 図2．そのため，それぞれのポンプの血流量と灌流圧を把握する必要がある．まず，大動脈で近位の分枝である右橈骨動脈の圧モニタリングは必須と言える．自己心から駆出された血流およびその血液の酸素化を測定することで自己肺の評価も可能である．また，術野から腕頭動脈への選択的脳灌流を用いる際にも灌流圧を測定することができる．確保すべき動

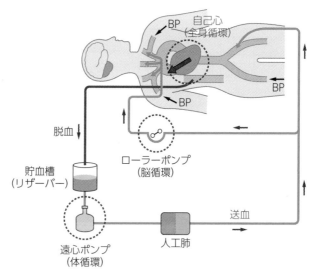

図2　弓部大動脈人工血管置換術中の選択的順行性脳灌流の体外循環模式図
ローラーポンプおよび遠心ポンプにより体循環と脳循環を分離して管理する．それぞれのポンプおよび自己心拍が灌流する部位を反映する動脈から圧モニタリング(BP)を行う．
Sasaki H, et al. Ann Thorac Surg. 2007; 83: S805-10[1] より改変．

脈圧測定部位の優先度は右橈骨動脈が最も高いと言える．弓部大動脈遠位側に吻合した人工血管から下半身へ送血を行う際に，下行大動脈以遠でmalperfusion が生じると，腹腔内臓器および脊髄が虚血となり重篤な合併症を起こしかねない．遠位側の下肢動脈圧の値および波形をモニタリングし評価することが有用である．

　超低体温下循環停止（deep hypothermia circulatory arrest：DHCA）を用いる手術では上半身と下半身でそれぞれ中枢温を測定する．下半身は標準的に膀胱温もしくは直腸温にて測定する．上半身において最も測定する必要があるのは，脳の温度である．しかしながら，脳温を正確に判定することは困難であり，近しい測定部位としては咽頭温もしくは鼓膜温を測定するべきであろう．体温管理は全身および各臓器の代謝を把握する上で重要である．体外循環ではDHCA からの復温時に脳障害が発生しやすいことも示唆されている．復温時には脳の代謝を十分に抑制するため，ベンゾジアゼピン系などの鎮静薬を追加投与する．混合静脈血酸素飽和度（SvO_2）や中心静脈血酸素飽和度（$ScvO_2$）の測定も代謝のモニタリングとして積極的に活用する．

　近赤外線脳酸素モニターによる局所脳酸素飽和度（rSO_2）の有用性も高く評価されているので活用したい．ただし，rSO_2 は前頭葉の一部のみを測定しているので，側頭葉・後頭葉に限局した脳虚血への評価は正確性に欠ける．また，体外循環中の血液希釈による影響も考慮して判断しなければならない 図3．

　経食道心エコー（TEE）を用いた診断およびモニタリングは，急性大動脈解離の周術期管理で有用性が高いことは周知の事実である．循環動態が刻一刻と変化する病態をリアルタイムで得られる点，緊急手術のため不足しがちな術前情報を補完できる，画像診断として術式や安全な体外循環確立のための decision making，などで特に有用性が評価されている．詳細は本稿では割愛するので成書等を参照されたい．

麻酔維持

　先にも述べたが，急性大動脈解離の麻酔管理としては十分な麻酔深度を保つことが重要である．胸部大動脈人工血管置換術では，循環停止，選択

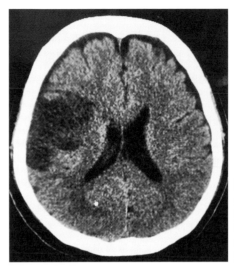

図3　急性大動脈解離　自験例
全弓部置換術（TAR）術後頭部 CT. 術前意識消失の既往あり，術中 rSO$_2$ の値に左右差，大きな変動はみられなかった．術後 CT で側頭部に大きな梗塞巣が認められた．

的脳灌流，逆行性脳灌流，大腿動脈送血による逆行性の血流など，非生理的な体外循環下で生命維持をしなければならない．術中時の急変や体外循環のトラブルなどの危機的状況下では，諸臓器への循環が途絶することが懸念されるので，浅い麻酔深度は危険ですらある．

コラム　大動脈解離に臨むにあたって

　急性大動脈解離は malperfusin により多様な病態を呈する，さらに手術手技や施設間での治療方針も異なるため，麻酔管理も一見複雑なようにみえる．しかし，大動脈解離に対する治療の根幹は血行再建であり，患者背景は異なれど生体としての循環生理は症例間で大きく変わることはない．急性大動脈解離は病態を把握し，基本的な循環管理を理解していれば十分に対応できる疾患群である．過度に恐れることはない．

■参考文献

1）Sasaki H, Ogino H, Matsuda H, et al. Integrated total arch replacement using selective cerebral perfusion: a 6-year experience. Ann Thorac Surg. 2007; 83: S805-10.

〈能見俊浩〉

24 予期しない人工心肺後の低血圧，低心拍出症候群への対応

　人工心肺離脱時の予期しない低血圧は，収縮力の低下，右心不全，vaso-plegic 症候群（後記）などが原因で発生するが，問題になることが多いのは low cardiac output syndrome（LCOS）である．LCOS を「機械的補助が必要となるか，術後 8 時間以上カテコラミン類によるサポートを必要とする状態」と定義した場合，発生率は 5〜10％とされ，死亡率は 10〜15 倍に増加する[1, 2]．関連因子としては，左室駆出率 20％以下，再手術，緊急手術，女性，腎機能障害，糖尿病，高齢（65 歳または 70 歳以上），左冠動脈主管部病変または 3 枝病変，不完全血行再建などが挙げられている．

　人工心肺（cardiopulmonary bypass：CPB）後に血圧の低下が続くと，虚血からさらなる心機能障害を招く悪循環に陥るため，これを断ち切る処置が必要となる．ただし，原因を考慮しない対応は悪循環を増幅させる可能性もあり，いたずらに昇圧薬を用いるだけの対応は避けたい．一般に，人工心肺後の心機能は最初の 1 時間ほどは保たれるが，その後低下し始め，4〜5 時間後に最低値を迎える 図1 [3]．人工心肺離脱時に念頭に置かなくてはならないのは，この 4〜5 時間後の心機能低下を乗り切ることができるか否かであり，手術室を退出するときの血行動態がよければそれでいいということにはならない．もともとの疾患，術前の状態や病歴，障害の程度などを総合的に判断して対応する必要がある．

　人工心肺中は前・後負荷を人為的に変化させ，その反応から戦略を決めることができる貴重な機会である．この得がたい特性を利用して，左室の圧容量曲線（pressure-volume カーブ）の位置や形状を頭の中に描きつつ「原因は何か？」「どう対応すればよいのか？」をスタッフ間で十分に議論した上で（必ずしも急ぐ必要はない）心肺の離脱を行うことが求められる．

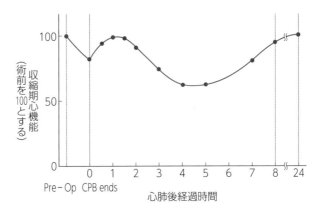

図1　人工心肺後の心機能の時間的推移
心収縮力は心肺離脱直後は比較的保たれているが術後 4〜5 時間
で最低値を迎える.
Royster RL. J Cardiothorac Vasc Anesth. 1993; 7: 19-25[3] より改変.

人工心肺離脱時に LCOS の発生を疑ったら……

1. まず，心筋虚血の可能性を検索する

　人工心肺中に心筋虚血の原因となるような事象が発生した場合，大動脈
遮断中は適正に心筋保護が行われていれば心筋傷害の進行は抑えられてい
る．実質的な障害は遮断解除直後から始まり，その後の対応（昇圧薬や機
械的補助循環）を行っている最中も進行してしまうため，LCOS が発生し
たら，まず初めに虚血の有無を検索し，心筋の障害が不可逆的になる前に
冠動脈バイパスなどの血行再建を行う必要がある．しかし，実際には LCOS
の原因が虚血によるものであると断定することは容易ではない．経食道心
エコー（TEE）による新規壁運動異常のチェックや冠動脈血流の像出（僧
帽弁後尖部分での回旋枝など），蛍光冠動脈イメージング（SPY®システ
ム），フローメーターによる血流の確認などにより虚血の可能性をできる限
り否定しておく．少しでも虚血の疑いがある場合には，術直後に冠動脈造
影検査を行う．手技の合併症として冠動脈に完全閉塞をきたした場合，側
副路のない状態での突然の閉塞となるため，障害心筋から逸脱酵素が全身
の循環に戻らず，酵素の上昇が軽微にとどまることがある．そのため，術

JCOPY 498-05546

後の逸脱酵素の上昇が低いことは冠動脈検査を行わない理由にはならない点に留意が必要である.

造影検査までは,亜硝酸薬の使用や,大動脈内バルーンパンピング（intra aortic balloon pumping：IABP）による冠血流維持に努め,それでも低血圧が持続するような場合には経皮的心肺補助装置（percutaneous cardio-pulmonary support：PCPS）を追加して可及的速やかに冠動脈造影に臨む. 多量のカテコラミンを使用することにより障害を助長することは避けるべきであり,機械的補助デバイスの早期からの使用が望ましい.

2. 虚血は否定的だが,収縮が悪く,血圧も安定しない場合

虚血による可能性が低いのであれば,人工心肺からの離脱を急いで行うメリットは少ない. 薬剤の調整,適正な前負荷の設定に時間を割くことが許される.

近年のカテコラミン類の比較研究の結果を受けて[4],心臓手術後のカテコラミンとしてはドブタミン and/or ミルリノンにノルアドレナリンを組み合わせるのが一般化しつつある（人工心肺後の LCOS に対する特定のカテコラミンの使用に明らかなエビデンスはないと考えているため個人的にはドパミンを使用している）. 具体的にはドブタミン 8〜10 μg/kg/min,ノルアドレナリン 0.1 μg/kg/min 程度を境に IABP の使用が候補に挙がってくる. 近年,虚血性心疾患に対する IABP の使用は推奨レベルが落とされる傾向にあるが,心肺後の LCOS に対する有用性は未だ高い. 補助循環としては比較的安価であり,手術室で TEE ガイドに挿入することが可能で,準備から挿入までの時間もそれほど必要としない. 効果としても低血圧から心筋虚血に至る悪循環を避けられること,ヘパリンの拮抗を行うことが可能なこと,PCPS と比較すると（心拍出量を直接的に増やす効果は低いが）左心室の後負荷を増加させないことなど多くのメリットを有する. 近年の心不全治療に対するカテコラミンによる予後悪化[5]の結果などを勘案すると,IABP〔または Impella® （後記）〕の使用はより早期の開始を選択すべきかもしれない.

IABP の使用によっても離脱困難が予測される場合には,アドレナリンの追加使用（0.1 μg/kg/min 程度まで）を行い,それでも離脱ができない

場合には PCPS の使用を考慮する．ただし，PCPS は循環の補助であって，左室の保護には必ずしもならない．PCPS による後負荷の増加により，左室容積の増加，内圧の上昇から心筋傷害が進行し左心ベントの追加が必要になることも多い．左心ベントが必要になると，鼠径部からの送脱血管に加えて，チューブが術野から挿入されることになり（この時点ですでに凝固障害を併発していることが多い）止血に困難を伴う．補助循環としてもベントチューブの陰圧調整が必要になり管理が複雑化する．

　これに対しては，近年登場した左心補助デバイス Impella®が他の選択肢となる．鼠径部から挿入し，左心室に大動脈弁を通して挿入する軸流ポンプであり，左心室の容量負荷を軽減（左心ベント）できること，ヘパリンを PCPS より少なめで維持でき止血が行いやすいことなどのメリットがある．一方で，高額であること，挿入に透視が必要であること（TEE では wire 先端の左室内での確認が困難なため），タイプによっては耐久性が短く（メーカー推奨 Impella 2.5: 5 日，Impella CP: 8 日，Impella 5.0: 10 日），交換が必要になった際には対側鼠径部から全システムの入れ替えが必要で（Impella CP は wire の入れ替えで同側から挿入が可能），この間は補助循環の停止が必要となるなどのデメリットもある．

　Impella を左心ベントとして使用する際に判断に窮するのは，IABP との併用が好ましくない点にある（溶血が起こりやすくなることと，Impella の位置が IABP バルーンの動きに影響されるため）．そのため，前述のように LCOS に対して IABP 使用を選択し，その後の状況で PCPS＋Impella 左心ベントが必要になった場合，IABP の抜去または停止が必要になってしまう．

　左心ベントとしてではなく，Impella 単独での循環補助をすることももちろん可能だが，その場合は耐久性の面からは Impella 5.0 が第一選択となる．鼠径部血管径が細く Impella 5.0 が挿入できない場合や，鼠径部での人工血管吻合がためらわれる場合には 2.5（max 2.5 L/min）または CP（max 3.8 L/min）の選択となるが，短期間での離脱が困難であれば 1～2 週間後に PCPS または IABP への移行が必要になる．

　Impella を単独で用いた際に問題となるのは右心不全の顕在化である．右室壁は円周方向に収縮する成分に乏しく，円周方向の収縮は左心室中隔

壁に依存しており，右室壁自体は長軸方向への収縮が主体となる（そのため，脚ブロックなどで両室の同期が失われると右心拍出量は減少する）．PCPSでは脱血により右心の前負荷を軽減できるため，中隔の動きが悪くなることによる右心拍出量低下は顕在化しにくいが，Impellaでは右室の容量負荷はすべて自己拍出しなくてはならず，デバイスに供給される血液量（左室前負荷）の低下が発生し効率的な補助ができない（容量が不足するとImpella先端の取り込み口で陰圧による溶血も発生する）．現在，本邦では右心不全を補助するデバイスがなく（欧米では右心不全用のImpella RPがある），Impella症例で右心不全が発生すると循環補助が成立しなくなるため，結局PCPSの使用を余儀なくされてしまう．

3. Vasoplegic 症候群

　人工心肺後に壁運動異常がなく（むしろ過収縮にみえることもある），末梢血管抵抗の低下（必須ではないが低血圧を伴うことが多い），末梢組織の灌流障害（多くは乳酸値の上昇を伴う）などを示すvasoplegic syndrome（VS）が発生することがある．VS自体は敗血症などに随伴する症候群として知られているが，人工心肺によるVSは敗血症によるものに次いで多いとされている．長時間手術や，心肺中の低体温，心筋保護液の使用量などが関連因子として挙げられている他[6]，術前のレニン-アンギオテンシン系阻害薬使用なども危険因子として挙げられており，周術期にACE阻害薬などの休薬を行う施設も多い．

　その他に，術前の心筋梗塞や，末梢血管疾患の合併，感染症なども危険因子として挙げられており，人工心肺の使用による全身炎症が背景となっていることが予測される[7]つまり，VSは最終的な状態を示したものであり，そこに至る機序は単一のものではなく，したがって対応も個々の症例により異なる可能性がある（本誌他項参照のこと）．

■参考文献

1）Algarni KD, Maganti M, Yau TM. Predictors of low cardiac output syndrome after isolated coronary artery bypass surgery: trends over 20 years. Ann Thorac Surg. 2011; 92: 1678-84.

2) Ding W, Ji Q, Shi Y, et al. Predictors of low cardiac output syndrome after isolated coronary artery bypass grafting. Int Heart J. 2015; 56: 144-9.

3) Royster RL. Myocardial dysfunction following cardiopulmonary bypass: recovery patterns, predictors of inotropic need, theoretical concepts of inotropic administration. J Cardiothorac Vasc Anesth. 1993; 7: 19-25.

4) Ginwalla M, Tofovic DS. Current status of inotropes in heart failure. Heart Fail Clin. 2018; 14: 601-16.

5) Abraham WT, Adams KF, Fonarow GC, et al. In-hospital mortality in patients with acute decompensated heart failure requiring intravenous vasoactive medications: an analysis from the Acute Decompensated Heart Failure National Registry (ADHERE). J Am Coll Cardiol. 2005; 46: 57-64.

6) Carrel T, Englberger L, Mohacsi P, et al. Low systemic vascular resistance after cardiopulmonary bypass: incidence, etiology, and clinical importance. J Card Surg. 2000; 15: 347-53.

7) Sun X, Zhang L, Hill PC, et al. Is incidence of postoperative vasoplegic syndrome different between off-pump and on-pump coronary artery bypass grafting surgery? Eur J Cardiothorac Surg. 2008; 34: 820-5.

〈清水 淳〉

25 | 輸血拒否患者（エホバの証人）での循環管理法

　エホバの証人は 1869 年にアメリカ合衆国ペンシルベニア州で創設されたキリスト教の一教派で 240 カ国に約 858 万人，日本には約 21 万人の信者がいるとされている[1]．1945 年に，ものみの塔聖書冊子協会が設立され，生命に危険が及ぶ場合においても濃厚赤血球，凍結血漿，血小板も含めた絶対的な輸血拒否の姿勢が確立された[2]．エホバの証人は身体から切り離されて保存された自己血輸血は認めないが，人工心肺など管でつながっている場合は許容されることが多い．その場合も脱血した血液は一瞬も途絶せずに循環していることが絶対条件である．しかし，エホバの証人の中でも解釈の違いにより輸血の許容範囲に幅があるのも事実である．心臓血管手術は侵襲が大きく，出血が不可避である以上，輸血拒否患者への対応には特別な工夫が必要になる．当院でのエホバの証人の心臓手術 67 例の経験を報告する．予定手術と循環管理が問題となる急性大動脈解離に対する緊急手術とに分けて記載する．

エホバの証人予定心臓血管手術の全身麻酔中の循環管理

　2003 年 5 月より 2019 年 4 月まで東宝塚さとう病院において 67 例のエホバの証人の心臓血管手術を経験した．予定手術は 50 例の全例で，手術日までに造血剤（エリスロポエチン，鉄，葉酸）を投与し，目標 Hb を 15 g/dL に造血を行った．手術室入室後，局所麻酔下に橈骨動脈より観血的動脈ラインを確保し連続的に血圧をモニタリングした．麻酔導入後気管挿管を施行した．麻酔維持はプロポフォール 4 mg/kg/hr とレミフェンタニル 0.3 mg/kg/hr の持続静注あるいはフェンタニル間欠静注で行った．全症例に右内頚静脈より quad lumen catheter およびスワンガンツカテーテルを挿入し，心電図，咽頭温，直腸温，尿量測定，経食道心エコーを用いて

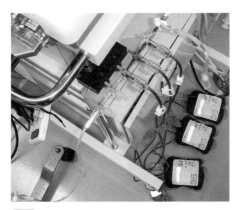

モニタリングを行った．ヘパリン投与までに中心静脈路より citrate phosphate dextrose blood bag 内に身体と貯血バッグがつながった状態で貯血（400〜800 mL）を行った 図1．ヘパリン 3 mL/kg を投与，activating clotting time（ACT）400 秒以上を確認した．人工心肺流量は 3〜4 L/min で維持した．人工心肺から離脱後プロタミンを投与した後に，自己血貯血の輸血を開始した．手術時間は 289±109 分，麻酔時間は 368±111 分，人工心肺時間は 148±77 分であった．術前の Hb 値は 13.5±2.2 g/dL であった．術中の Hb 最低値，および ICU 入室時の Hb 値は 6.6±1.6 g/dL と 6.3±2.2 g/dL であった．術直後より，心嚢，縦隔，胸腔内に留置されたドレーンから回収された血液を，術中に使用したセルセーバーを用いて洗浄後，そのまま返血することで貧血の進行を防ぐ工夫を行った 図2．

急性大動脈解離緊急手術の麻酔循環管理

　2003 年 5 月より 2019 年 4 月まで東宝塚さとう病院において行われた 67 例のエホバの証人に対する心臓血管手術のうち，緊急手術は 17 例であった．内訳は，オフポンプ冠動脈バイパス 2 例，上行置換 12 例，全弓部置換 1 例，下行大動脈人工血管置換 1 例，左房血栓摘出 1 例であった．このうち A 型急性大動脈解離（AAD）の緊急上行大動脈人工血管置換を施行した 12 例について検討した．患者到着後 ER にて，局所麻酔下に橈骨動

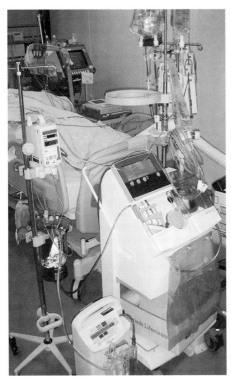

図2 ICU入室後ドレーン出血もセルセーバーを介して返血

脈より観血的動脈ラインが確保され連続的に血圧がモニタリングされた状態で，手術室に入室した．麻酔導入はミダゾラム5 mgと0.1 mgフェンタニル静注，2～3％セボフルラン吸入で実施した．ベクロニウムブロマイドないしはロクロニウムブロマイド静注後，気管挿管を施行した．麻酔維持はプロポフォール4 mg/kg/hrとレミフェンタニル0.3 mg/kg/hrの持続静注あるいはフェンタニル間欠静注で行った．静脈ルートおよび生体モニターは予定手術と同様に確保した．術前Hb値が4.5 g/dLであった1例を除く11例で，人工心肺装着のためのヘパリン投与前までに中心静脈路よりcitrate phosphate dextrose blood bag内に身体と貯血バッグがつながった状態で貯血（400～800 mL）を行った．ヘパリン3 mL/kgを静注し，ACTが400秒以上になったことを確認した．人工心肺回路の人工肺はMERA hollow fiber membrane oxygenator（Senko-Medical Instrument

Co., Ltd Japan）を使用，回路は 1500 mL（Lactate Ringer Solution 1250 mL, 25% alubumin 50 mL, Mannitol 200 mL）でプライミングした．人工心肺流量は 3〜4 L/min で維持し，膀胱温 20℃の超低体温が導入された後，人工心肺の血流を完全停止，循環停止下に人工血管吻合を行った．人工心肺離脱後にプロタミンを投与，接続したままの状態で保持していた自己血貯血の輸血を行った．手術時間は 334±102 分，麻酔時間は 387±109 分，人工心肺時間は 197±95 分，大動脈遮断時間は 94±32 分であった．術前の Hb 値は 9.7±1.2 g/dL であった．術中の最低 Hb 値，および ICU 入室時の Hb 値は 5.1±1.1 g/dL と 7.2±2.1 g/dL であった．術後は心嚢，縦隔，胸腔内に留置されたドレーンから回収した血液を，術中に使用したセルセーバーを用いて洗浄，そのまま返血することで貧血の進行を防ぐ工夫を行った．

　術後 24 時間以内の死亡は 2 例であった．死亡症例は 2 例とも人工心肺離脱時の Hb 値が 5.0 g/dL 以下であった．死亡症例 1: 75 歳，女性，他院より救急搬送．来院後 ER にてショック，心肺停止となる．心肺蘇生をしつつ手術室に搬送．術前 Hb 値は 4.5 g/dL. 人工心肺離脱時の Hb 値は 2.1 g/dL で PCPS（経皮的心肺補助法）下に ICU に帰室した．死亡症例 2: 67 歳，女性，他院より救急搬送．人工心肺離脱後に冠虚血となり，再度，人工心肺下に CABG（冠動脈バイパス術）を施行したが循環動態改善せず，PCPS 装着し ICU 帰室．人工心肺離脱時の Hb 値は 4.2 g/dL であった．

考察

　エホバの証人の手術では一度，身体から切り離され保存された自己血輸血は認められないが，人工心肺など管でつながっている状態からの返血は許されている．当院の輸血拒否患者対応方針では，心臓手術においても絶対的無輸血を完遂している．術前ショック状態であった 1 例を除いて全症例で，自己血貯血を行った．厳密には自己血返血が許容されるのは，貯血血液が管で途切れることなく連続し，さらに，その血液が常に循環していることが求められる．この教義に従えば，超低体温下での循環停止も血液の循環が途切れる状態であるため許されないはずである．当院では，循環停止や突然のエアロックによる循環の途絶についても術前に説明を行って

いる．また図1で示すような三方活栓によるロックの結果，血液が途絶する旨も説明した上で同意を得ている．実際，当院での予定心臓手術の1例において吸引管の先端が大気中にさらされている，すなわち血液の連続が途絶しているという理由でセルセーバー血の使用を拒絶された事例がある．

　Carsonらは，術後貧血が患者に与える影響について，300例のエホバの証人外科手術において検討し，Hb値が7 g/dL以上の患者では無輸血による死亡率への影響は軽微であるが，7 g/dL以下になると死亡率が高くなると報告している[3]．1977年にOttらはTexas Heart Instituteにおいて心臓手術をしたエホバの証人542人の術後30日死亡率は9.4%と報告した[4]．Vaislicらは1991〜2012年のエホバの証人の心臓手術を術前エリスロポエチン非投与群（大動脈弁置換術102例，CABG 140例）と投与群（大動脈弁置換術63例，CABG 146例）に分け術後30日死亡を比較検討し，エリスロポエチン投与群は死亡率が1%，非投与群は3%と報告した[5]．しかし，彼らの報告は緊急症例，cardiogenic shock，胸部大動脈瘤手術，再手術症例は除外している．2015年にTanakaらは144例のエホバの証人の心臓血管手術を検討し術前の至適Hb値は12 g/dLであると報告し，抗血小板薬の中止と術前造血治療を推奨している[6]．しかし彼らの報告も予定手術の検討である．当院でもエホバの証人の予定手術ではHb値の上昇を目的に造血薬を投与しているが，緊急症例では術前の造血による恩恵は期待できない．術後24時間以内に死亡した2例のうち，1例は，急性大動脈解離の症例で，来院時心肺停止となり，気管挿管後，心臓マッサージしながら手術を開始し，超低体温下に上行置換術を施行した．人工心肺終了時のHb値は2.1 g/dLであった．もう1例も急性大動脈解離に対して，上行置換術を施行したが，人工心肺離脱後に急性右心不全をきたし，CABGを施行．PCPS装着のまま手術を終了した．手術終了時のHb値は4.2 g/dLであった．2例とも輸血を行っても救命は難しかったと推察される．当院で経験した67例のうち，予定手術50例と緊急手術17例の死亡率を比較したが，2群間に有意差は認められなかった．アメリカFDAにおいて報告された，輸血の副作用が原因で死亡した人の数は年間355人であった．これは10万人中1名が死亡することを意味している．この数値と比較しても，

ものみの塔聖書冊子協会が示す，無輸血手術の死亡率が 1.4％という数値は，高率であることが理解できる[7]．近年は低侵襲手術が普及しつつあり，TAVIやステント治療によりエホバの証人の循環管理も変容する可能性が考えられる．

コラム エホバの証人に対する心臓血管手術の難しさと工夫

　輸血を拒否するエホバの証人に対しての緊急手術は克服すべき課題が山積みであり，術後貧血による心不全や低拍出症候群をきたした症例では術後管理に難渋している．しかし，自己血返血などの工夫を行うことで，緊急手術症例においても 24 時間以内に死亡した 2 例を除いて周術期を乗り越えることができた．

■参考文献

1) エホバの証人公式ウェブサイト．世界各地のエホバの証人．https://www.jw.org/ja/（2020 年 7 月 1 日閲覧）
2) Hughes DB, Ullery BW, Barie PS. The contemporary approach to the care of Jehovah's Witnesses. J Trauma. 2008; 65: 237-47.
3) Carson JL, Noveck H, Berlin JA, et al. Mortality and morbidity in patients who very low postoperative Hb levels who decline blood transfusion. Transfusion. 2002: 42: 812-8.
4) Ott DA, Cooley DA. Cardiovascular surgery in Jehovah's Witnesses: report of 542 operations without blood transfusion. JAMA. 1977: 238: 1256-8.
5) Vaislic CD, Dalibon N, Ponzio O, et al. Outcomes in cardiac surgery in 500 consecutive Jehovah's Witness patients: 21 years experience. J Cardiothorac Surg. 2012: 7: 95.
6) Tanaka A, Ota T, Uriel N, et al. Cardiovascular surgery in Jehovah's Witness patients: the role of preoperative optimization. J Thorac Cardiovasc Surg. 2015: 150: 976-83.
7) Kitchen CS. Are transfusions overrated? Surgical outcome of Jehovah's Witnesses. Am J Med. 1993: 94: 117-9.

〈安部和夫〉

索 引

~その麻酔管理方法にエビデンスはあるのか？~
**心臓血管麻酔 Positive and Negative
リスト 25**　　　　　　　　　　　　　　Ⓒ

発　行	2020 年 9 月 25 日　1 版 1 刷
監修者	山<small>やま</small>蔭<small>かげ</small>道<small>みち</small>明<small>あき</small>
編　者	平<small>ひら</small>田<small>た</small>直<small>なお</small>之<small>ゆき</small>
	吉<small>よし</small>川<small>かわ</small>裕<small>ゆう</small>介<small>すけ</small>
発行者	株式会社　中外医学社
	代表取締役　青木　　滋
	〒 162-0805　東京都新宿区矢来町 62
	電　話　（03）3268-2701（代）
	振替口座　00190-1-98814 番

印刷・製本/横山印刷㈱　　　　　　　〈SK・AK〉
ISBN978-4-498-05546-9　　　　　Printed in Japan

JCOPY ＜（社）出版者著作権管理機構 委託出版物＞

本書の無断複製は著作権法上での例外を除き禁じられています.
複製される場合は，そのつど事前に，（社）出版者著作権管理機構
（電話 03-5244-5088, FAX 03-5244-5089, e-mail: info@jcopy.
or.jp）の許諾を得てください.